W0110142

Évelyne Bros

Die Tao-Diät

金土水火木

ÉVELYNE BROS

Die Tao-Diät

Das Erfolgsgeheimnis der 5 Elemente

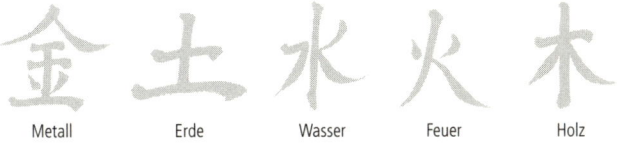

金	土	水	火	木
Metall	Erde	Wasser	Feuer	Holz

Aus dem Französischen von Martina Lypp

MARY HAHN

DANKSAGUNG

Mein Dank gebührt: Alain-Dominique Perrin für seine Unterstützung, Romain Arcy für seinen Enthusiasmus, Anne Lavédrine für ihre wertvolle Hilfe bei der Überarbeitung des Textes, Prof. Jean-Paul Escande für seine Anerkennung, meinen Töchtern Célia und Candice für ihre Geduld und ihre Kritik bei meinen Experimenten, dem ganzen Team, das mich unterstützte und meinen Ideen erlaubt hat, »Gestalt anzunehmen«.   É. B.

© Éditions Michel Lafon, 1998
Französische Ausgabe by Michel Lafon, Paris
Titel der Originalausgabe: »Maigrir Chinois«
Für die deutsche Ausgabe:
© 1998 by Mary Hahn Verlag
in der F.A. Herbig Verlagsbuchhandlung GmbH, München
Alle Rechte der Vervielfältigung und Verbreitung einschließlich Film, Funk, Fernsehen sowie
der Fotokopie und des auszugsweisen Nachdrucks vorbehalten
Aus dem Französischen von Martina Lypp
Umschlaggestaltung: Wolfgang Heinzel
Lektorat: Gabriele Berding, Isabelle Fuchs
Satz: Verlagsservice Pfeifer / EDV-Fotosatz Huber, Germering
Gesetzt aus: Optima 10,5/12 pt
Druck und Binden: Wiener Verlag, Himberg
Printed in Austria
ISBN 3-87287-462-4

Inhalt

TEIL II
VORBEREITUNG TREFFEN FÜRS ABNEHMEN:
DIE METHODE

TEIL III
DIE TAO-DIÄT

TEIL IV
DER WICHTIGSTE TRICK
BEIM ABNEHMEN: FREUDE

TEIL V
LANGFRISTIGES ZIEL:
NACH DER DIÄT WEITERLEBEN

VORWORT

Nahrungsaufnahme stellt für uns Menschen ein so bedeutsames Phänomen dar, daß wir uns unsere prähistorischen Vorfahren sehr häufig auf der Jagd oder bei einem opulenten Festgelage vorstellen. Jagen, essen, jagen, essen – wir stellen uns vor, daß das Abenteuer Menschheit so begann.

Diese Vorstellung ist aber aber eher in den Bereich der Phantasie einzuordnen. Mein Freund, ein herausragender Experte für vorgeschichtliche Ernährung, sagte mir einmal lächelnd: »Wir stellen uns den Cromagnon-Menschen immer vor, wie er ein Mammut zerlegt, um sich dann damit vollzustopfen, ganz so wie Asterix und Obelix mit Wildschweinen! In Wahrheit aber ist es so, daß es für den Menschen der Frühgeschichte ein wahres Festmahl gab, wenn es ihm gelang, alle 14 Tage eine Eidechse zu fangen!«

Diese Aussage ist zwar recht plastisch, aber sicher durchaus richtig. Sie bringt auch zum Ausdruck, wie sehr Ernährungsgewohnheiten unsere gesamte Lebenseinstellung prägen und auch verraten: Der Mensch ist, was er ißt.

Es überrascht uns zu sehen, wozu sich unsere Verhaltensweisen in der modernen Welt entwickelt haben – es überrascht uns, wozu wir uns entwickelt haben. Die Menschheit hat sich so sehr verändert, seit der Mensch begann, diese Welt zu bevölkern! Energetisch sind wir unglaublich stark geworden. Sagt man nicht, daß der Durchschnittsbürger heute genausoviel Energie hat wie 500 oder 1000 Sklaven in der Vergangenheit? Wir alle haben uns gewissermaßen zu übermächtigen Herrschern entwickelt.

Auch wenn sich heute Vereinsamung, neue Armut und Unsicherheit zu allgegenwärtigen Übeln entwickelt haben, so hat doch die Mehrheit der Bevölkerung in den industrialisierten Ländern – verglichen mit der Situation vor einem Jahrhundert – unermeßlichen Reichtum erlangt. Wir können uns heute eine Vielzahl von Dingen leisten, die einst unbezahlbar waren. Dies gilt in ganz besonderem Maße für Nahrungsmittel. Beim Bummel durch eine Einkaufsstraße oder beim Besuch in einem der modernen heidnischen Tempel, die sich Supermarkt nennen, wird das Auge grausam mit Tonnen von Lebensmitteln aller Art überflutet. Das Übermaß ist der Anfang allen Unmaßes.

Hier stellt sich das Verhalten der Menschen vor den Massen an Lebensmitteln als äußerst seltsames Schauspiel dar. Man möchte geradezu laut ausrufen: »Vorsicht! Falle!«

Überall zeigt man indigniert mit erhobenem Zeigefinger auf Autowahn, Gewalt in den Städten, gedankenlosen Umgang mit Genußmitteln. Und man tut gut daran. Das eigene

Verhalten bei Tisch zu beobachten, erlaubt es aber wahrscheinlich am besten, sich selbst zu verstehen. Und sich zu beherrschen.

Heute hat der moderne Mensch nur dann eine Chance, sich wieder selber zu bestimmen, wenn er lernt, sich bei Tisch zu mäßigen.

Wir wissen, daß ernährungsbedingte Krankheiten in Zukunft für die Menschen eine erhebliche Gefahr darstellen werden.

Was tun? Natürlich ist es leicht, in schulmeisterlichem Tone Molière zu zitieren: »Man muß essen, um zu leben, und nicht leben, um zu essen.« Das ist sicher richtig. Aber welcher Weg führt dorthin?

Ich bin Arzt und verehre die Wissenschaft. Aber ich bin auch fest davon überzeugt, daß folgendes geflügelte Wort wahr ist: »Wissenschaft ohne Bewußtsein ist nichts anderes als eine leere Hülle ohne Seele.«

Wie und wo kann man das Bewußtsein finden (oder wiederfinden)? Ich denke nicht, daß Kalorientabellen und strikte Anweisungen dabei hilfreich sind. Zehn Gramm hiervon und 100 Gramm davon und zum Schluß noch 50 Gramm von … Ich kann mir einfach nicht vorstellen, daß das ausreichen soll. Von einem namhaften Vorgesetzten stammt folgender Ausspruch:

»Die Wissenschaft hat mir größte Erfüllung in meinem Leben gebracht …, aber sie beantwortet keine einzige meiner großen Fragen zum Problem Mensch.«

Ich teile diese Meinung. Dieses Bewußtsein müssen wir »woanders« suchen. Und dieses »woanders« muß es auch geben.

Während sich in Europa, aufbauend auf die Wissenschaften, der Fortschritt entwickelte, setzte sich woanders, nämlich im Fernen Osten, eine Zivilisation fort, die wir einstmals als etwas überholt eingestuft haben. Diese Zeiten sind vorbei. Orientierungslos geworden, würden viele gerne zur östlichen Weisheit zurückkehren. Wir fühlen, daß sie uns fehlt. Und es ist richtig, daß wir so empfinden.

Der Osten hat uns etwas zu sagen, auch über Nahrung, Ernährung und Selbstbeherrschung. Ganz sicher. Im mystischen und esoterischen Gedankengut des Orients gibt es eindeutig »etwas«, das unserer modernen, westlichen, im Umbruch begriffenen Welt fehlt.

Dieses Buch ist kein medizinisches Buch, sondern ein Buch, das ein bestimmtes Verhalten nahelegt. Es eröffnet uns einen Weg, uns selber wiederzuerkennen.

Als Mediziner und Verstandesmensch glaube ich an die Wohltaten und Größe der Wissenschaft, dennoch bin ich davon überzeugt, daß wir unsere Probleme der Gegenwart nicht nur aus der Perspektive von Zahlen, exaktem Wissen und wissenschaftlich Bewiesenem betrachten sollten. Dieses Buch zeigt uns einen anderen Blickwinkel. Wir sollten uns darauf einlassen und um Verständnis bemühen, denn es bietet uns uralte ewige Weisheiten und neue Denkansätze.

Prof. J.-P. ESCANDE
Hôpital Tarnier, Frankreich

MEIN WERDEGANG

Ich bin in Paris geboren. Meine Eltern stammten aus der Auvergne und sind wie viele ihrer Landsleute nach Paris, in die Hauptstadt gezogen. Meine Mutter hatte sich an ihr neues Dasein ziemlich gut gewöhnt, aber mein Vater blieb sein ganzes Leben lang ein Entwurzelter, ein Mann aus der Auvergne in Paris. Meine Eltern pflegten im übrigen keinen gesellschaftlichen Kontakt mit den Parisern. Alle ihre Freunde gehörten zur Diaspora aus der Auvergne.

Mein Vater stammte aus dem Lozère, einer sehr rauhen Gegend, wo auch der zaghafteste Versuch, Ackerbau zu betreiben, ein immerwährender Kampf ist. Wenn ich mich an diese Erde vulkanischen Ursprungs erinnere, so sehe ich stets, daß es selbst mit härtester Arbeit unmöglich ist, alle Steine aus dem Acker zu entfernen, weil immer und immer wieder neue aus den Tiefen der Erde nach oben kommen. Das Klima ist kaum besser, und früher waren die Dörfer im Winter oft über mehrere Monate hinweg abgeschnitten von der Außenwelt. Die Menschen haben sich dem Charakter dieser Landschaft angepaßt: Sie wirken rauh, hart, bedingungslos, fleißig, streitsüchtig … Viele Jahre nach meiner Geburt besuchte ich das Heimatdorf meines Vaters, und ich lernte seinen Charakter, seinen Fleiß, seinen Perfektionismus und auch seine Liebe zum Boden, zum Ländlichen verstehen.

Ich spreche hier von meinem leiblichen Vater, aber in meiner Kindheit hatte ich zwei Väter.

Mein leiblicher Vater war ein temperamentvoller Mann, als untersetzt und korpulent zu bezeichnen, mit ausgezeichnetem Appetit gesegnet. Ab dem Morgengrauen war er auf den Beinen, und ich erinnere mich daran, daß er um Punkt 9 Uhr morgens ein üppiges warmes Essen aus Fleisch und Käse zu sich nahm. Er hatte eine Vorliebe für Gerichte aus seiner Kindheit behalten. Sicher war es auch eine Möglichkeit, die Erinnerung an die glücklichste Zeit seines Lebens zu bewahren, seinem verlorenen Paradies (falls man das Lozère als Paradies bezeichnen kann!).

Aber die an die Bedürfnisse der Bauern in der Auvergne angepaßten Gerichte (alle möglichen Zubereitungen von Schweinefleisch, Spezialitäten mit Kartoffeln und Käse sowie andere reichhaltige Speisen) entsprachen nicht dem bewegungsarmen Pariser Stadtleben. Hinzu kam der alltägliche Streß des Stadtlebens, an den sich mein Vater nie gewöhnen konnte, obwohl er bereits seit seiner Kindheit dort lebte. Auch der Krieg hatte die Dinge nicht besser gemacht. Er wurde nach Deutschland geschickt und kam zutiefst traumatisiert wieder zurück. Mit dem unruhigen Lebensrhythmus der Nachkriegszeit konnte er sich genausowenig anfreunden.

All diese Gründe führten dazu, daß mein Vater schon in sehr jungen Jahren erleben mußte, wie die Mechanismen seines Körpers außer Kontrolle gerieten, geradeso, als wäre dies ein äußeres Anzeichen dafür, daß er sich nicht an ein Umfeld anpassen konnte, das ihm nicht entsprach.

Er hatte phänomenal hohe Cholesterinwerte – damals hatte man gerade die Verbindung zwischen zu hohen Cholesterinwerten und Herzkrankheiten entdeckt.

So hielt das Wort »Diät« Einzug in sein Leben und auch in meines.

Meine Mutter, eine hervorragende Köchin, die aus dem Aveyron stammte, mußte ihre Rezepte ändern.

Butterschmalz verschwand aus der Küche und wurde durch pflanzliche Fette ersetzt, Gegrilltes ersetzte Boeuf bourguignon, und Mangoldaufläufe oder grüne Bohnen sollten den Geschmack von Bratkartoffeln nach Auvergner Art – mit Speck – vergessen lassen.

Dank dieser strengen Diät verlor mein Vater einige Pfunde, aber es war bereits zu spät für ihn. Zerfressen von Heimweh nach seiner Auvergne, gezeichnet vom Streß und einer ersten unbemerkt gebliebenen Herzattacke, erlag er im Alter von 55 Jahren einem Herzinfarkt.

Meine Eltern arbeiteten außerordentlich viel und schickten mich daher in den Schulferien, besonders während der langen Sommerferien, zu einer Schwester meiner Mutter, die im Jura verheiratet war. Meine Tante und ihr Mann hatten ein Haus im Jura, einer Gegend voll üppiger, fruchtbarer Ebenen, völlig gegensätzlich zum unwirtlichen Lozère.

Mein Onkel, ein ehemaliger Beamter, war ein großer Widerstandskämpfer in der Résistance gewesen. Er hatte in seiner Jugend unter einer schweren und mysteriösen Krankheit zu leiden, die in meiner Familie als »Leberkrankheit« bezeichnet wurde – ich vermute, es handelte sich dabei um eine virale Hepatitis –, was dazu führte, daß ihm die Medizin nur noch eine geringe Lebenserwartung einräumte. Aufgrund seiner Verdienste im Krieg war es ihm möglich, mit 47 Jahren in Rente zu gehen. Er hatte beschlossen, die wenigen Jahre, die ihm noch blieben, auf seinem Anwesen im Jura zu verbringen. Er sollte dort noch vierzig glückliche Jahre erleben.

Ich bin davon überzeugt, daß sich seine gesamte Lebensauffassung gravierend änderte, als er von der Medizin zu einem frühen Tod verurteilt wurde. Jedenfalls hatte er wohl instinktiv begriffen, daß nur ein ruhiges Leben und gesunde Ernährung sein Schicksal zum Besseren wenden konnten.

Mein Onkel hatte seinen eigenen riesigen Obst- und Gemüsegarten, so daß wir beinahe Selbstversorger waren. Meine Ferienerinnerungen lassen die Natur in ihrer verschwenderischen Fülle wieder auferstehen:

Gemüse, frisch gegessen oder eingeweckt und in Einmachgläser abgefüllt für den Winter, sonnenreife Früchte, Trauben, direkt vom Spalier gepflückt …

Mein Onkel hatte sogar Bienenstöcke, einen Brotbackofen, ja sogar einen Fischteich, in dem es von Karpfen nur so wimmelte. In einer Ecke des Gemüsegartens wurden nur Kräuter angebaut. Ein Paradies à la Rousseau.

Mein Onkel war Humanist, ein Philosoph, der es verstand, seine Gesundheit selber in die Hand zu nehmen, ohne dies je gelernt zu haben. Wenn er sich schwach fühlte, rief er nicht gleich nach dem Arzt und nahm auch kein Medikament – er zog sich lediglich einige Tage zurück und ruhte sich aus.

Er beherrschte das Beschneiden von Rosenstöcken ebenso vollkommen wie den Weinanbau, er erzählte mir vom Leben der Bienen und nahm mich mit zum Forellenfangen, zum Frosch- und Krebsfangen oder zur Jagd – was ich allerdings weniger mochte.

Er war mein geistiger Vater.

Meine Tante kümmerte sich um alles rund um die Küche und um das Sammeln und Ernten aller Gaben der Natur. Sie brachte mir bei, Wildkräuter und Waldpilze zu erkennen und zu sammeln … und sogar Fossilien, die reichlich in dieser Juragegend vorkommen. Ihre Küche war wie ihr Leben. Die Nähe zur Natur spiegelte sich auch in ihren Kochkünsten wider. Industrielle Produkte kamen nicht auf den Tisch – dafür gab es Hühner vom Bauernhof, frisch eingesammelte Eier und Hechte mit Kräuterfüllung.

Meine Ferien haben mich sicherlich stark geprägt. In der Kindheit nimmt man ganz unbewußt eine Vielzahl von Farben, Geschmacksnuancen und Gerüchen auf, die früher oder später immer wieder aus der Erinnerung auftauchen. Die Eindrücke aus diesem Garten werde ich für immer in meinem Herzen bewahren.

Mein Onkel verstarb mit 87 Jahren. Nach einem erfüllten Leben schlief er friedlich ein.

Diese beiden so unterschiedlichen Lebensweisen, mit denen ich aufwuchs, habe ich sicher immer unbewußt miteinander verglichen:

auf der einen Seite mein Vater, streßgeplagt und voller Reue, und auf der anderen mein Onkel, der es sich ermöglicht hatte, das Leben zu führen, das er führen wollte.

Mein Vater verbarg übrigens keineswegs seine Bewunderung für diesen Menschen, der es verstanden hatte, das zu tun, wovon er selber auch immer geträumt hatte – noch machte er einen Hehl daraus, daß er meinen Onkel um sein konsequentes Verhalten beneidete.

Es gab noch einen zweiten, ganz persönlichen Grund, weshalb ich anfing, mich intensiv mit Ernährung zu beschäftigen (auch wenn ich natürlich längst gemerkt hatte, daß zu Hause und bei meinem Onkel nicht die gleichen Dinge gegessen wurden).

Mit neunzehn habe ich nach einer Enttäuschung in Liebesdingen 12 Kilo zugenommen. Damals begann man gerade, sich ernsthaft um Schlankheit zu bemühen. Das englische Mannequin Twiggy zierte die Seiten aller Zeitschriften, Frauenzeitschriften waren in vollem Aufschwung, es gab seit neuestem Konfektionskleidung und damit auch den Begriff von Normgrößen … vor allem aber wurde Europa gerade von der Jeanswelle überschwemmt. Kurz, ich war eindeutig zu pummelig!

Wie viele Männer seiner Generation verabscheute mein Vater Frauen in Hosen, was logischerweise den Reiz von Jeans noch erhöhte! Kurz und gut, ich träumte von einer Jeans, war mir aber darüber im klaren, daß diese Art von Kleidung nur an einem relativ schlanken Körper ästhetisch wirkt. Also beschloß ich abzunehmen.

Ich kombinierte die Diät meines Vaters mit den Erinnerungen an die Ferien bei meinem Onkel und fabrizierte aus dem Ganzen – gewürzt mit einigen aus Zeitschriften abgespickten Tricks –, eine leicht anarchische Kostform.

Ich machte mich voll Elan ans Werk – unter größtem Protest meiner Familie, die mich mit meinen üppigen Formen richtig süß fand. Meine Mutter nahm es mir sehr übel, daß ich so manches ihrer Gerichte ablehnte. Für sie, die sehr unter den Entbehrungen des Krieges gelitten hatte, kam es einer Ketzerei gleich, freiwillig zu hungern, und Schlankheit war sowieso gleichbedeutend mit Krankheit.

Nach zahlreichen Rückschlägen und erbittertem Kampf gegen meine Familie, aber auch gegen schlechte Eßgewohnheiten und meine eigene Verfressenheit, habe ich schließlich wieder harmonische Formen angenommen. Doch auch wenn ich begriffen hatte, daß einige Nahrungsmittel dick machen und andere gut für mich sind, so fehlte doch noch ein Baustein zu meiner Ernährung. In China fand ich ihn.

Anfang der 70er Jahre erlag ich, wie so viele meiner Generation, der Anziehungskraft des Orients und der östlichen Philosophien. Einige zogen nach Kathmandu, andere gingen in einen Ashram … ich studierte die chinesische Medizin, wobei mich die Ernährungslehre in besonderem Maße begeisterte.

Endlich fand ich die Ernährungsregeln niedergeschrieben, nach denen ich mich mehr aufgrund meiner praktischen Erfahrungen richtete. Es waren Regeln, an die ich glaubte, und man erklärte mir obendrein noch ihre tiefere Bedeutung. Der vielseitige Ansatz der chinesischen Medizin gefiel mir auf Anhieb. Ich begriff, daß essen ein bewußter, wohlüberlegter und durchdachter Vorgang sein sollte. Ich lernte, mich besser zu ernähren – nicht nur mit irdischer Nahrung – und meine Energien zu pflegen.

So entstand in mir der Wunsch, andere an meiner persönlichen Erfahrung und dem Ergebnis meiner Untersuchungen teilhaben zu lassen und ihnen zu helfen.

Ich habe die abgenommenen Pfunde nie wieder zugenommen. Ich muß dafür auf kein Nahrungsmittel verzichten, und ich führe auch kein asketisches Leben. Ich gehe ins Restaurant, nehme Einladungen meiner Freunde an und lade diese ebenso zu mir zum Essen ein … und wir sitzen dann keineswegs vor einem Teller mit gedämpftem Gemüse!

Erwarten Sie also von mir keine Art religiöser Lehre, die sich auf Verboten aufbaut. Ich biete Ihnen lediglich ein »Umschulungsprogramm« für Ihre Ernährungsgewohnheiten. Wenn Sie dies mit einer intensiven Selbstbetrachtung verbinden, hoffe ich, daß Sie sich dadurch die Grundlage für eine neuartige Lebensauffassung und Lebensweise erarbeiten. Dadurch können Sie abnehmen und werden schlank bleiben, ohne sich Beschränkungen aufzuerlegen.

Da kein Mensch dem anderen gleicht, gibt es auch keinen perfekten und allgemeingültigen Weg. Ich biete Ihnen hier Lösungen an, die ich aus meiner eigenen Erfahrung und der anderer Leute gewonnen habe. Sie sollten wissen, daß Abnehmen immer etwas Individuelles ist, weil jeder einzelne an sich arbeiten muß. Oder wie es der chinesische Philosoph Lao-tse (1. Jahrtausend v. Chr.) formulierte: »Man muß seinen Weg suchen.«

TEIL I

ZUNEHMEN ODER ABNEHMEN – EIN UMFASSENDES PROBLEM

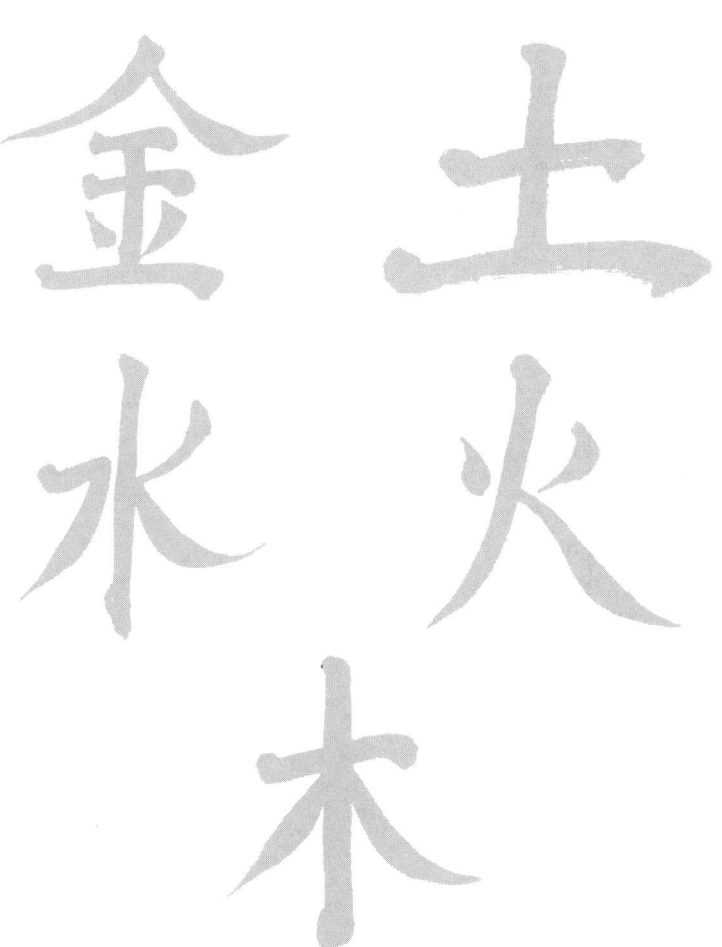

»CHINESISCH« IST NICHT DAS,
WAS MAN GLAUBT!

*Bitte beachten Sie folgendes: Ich schlage Ihnen vor,
auf chinesische Art abzunehmen, aber nicht mit chinesischen Gerichten.
Dieser Vorschlag ist übrigens typisch chinesisch, denn den Asiaten ist es
sehr wichtig, sich mit dem regionalen Nahrungsmittelangebot entsprechend der Jahreszeit
zu ernähren, was energetisch äußerst vorteilhaft ist.*

Um ihre Ernährungsweise besser verstehen zu können, müssen Sie die chinesische Philosophie und die östliche Ernährungslehre erst ein wenig kennenlernen. Das heißt: Wir beginnen zunächst mit den Grundlagen, die praktische Umsetzung folgt später.

Ein kleiner Überblick über die chinesische Philosophie: Grundlagen

Die chinesische Philosophie ging im wesentlichen aus den folgenden drei philosophischen Lehren hervor: Konfuzianismus, Taoismus und Buddhismus.
Hier ein kurzer Einblick in diese philosophischen Strömungen:

Der Konfuzianismus

Konfuzius, der zwischen dem 4. und 5. Jahrhundert v. Chr. lebte, war Humanist. Seine Lehre ist in dem festgehalten, was man gemeinhin als »Die vier Bücher« bezeichnet: das *Louen Yu*, das *Tchong Yong*, das *Ta Hio*, das *Möng-tseu*. Sie enthalten die gesammelten Gespräche mit seinen Schülern. Seine Lehre spricht von einem idealen Menschen, dem *Junzi*, einem gesunden, gütigen und in jeder Hinsicht guten Mann. Der Konfuzianismus tritt für individuelle Weisheit, Güte und Rechtschaffenheit ein.

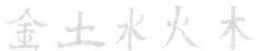

Der Taoismus

Lao-tse, ein Zeitgenosse von Konfuzius, ist der Vater des Taoismus. Über sein Leben wissen wir wenig, aber sein Meisterwerk mit den Grundlagen seiner Lehre, das *Tao-te-ching (Dao-te jing)*, blieb uns erhalten.

Seinem Schüler Chuang-tzu (Zhuang Zi), der zwischen dem 4. und 3. Jahrhundert v. Chr. lebte, verdanken wir die Ausarbeitung der von Lao-tse entwickelten Lehre. In seinen Schriften kommt er immer wieder auf den natürlichen Lebensrhythmus zurück und betont, daß sich der Mensch notwendigerweise an seine Umwelt anpassen muß.

Der Taoismus stützt sich letztendlich auf das Prinzip des »Nicht-Handelns«.

Lao-tses Philosophie gilt für alle Bereiche. Es liegt in der Natur der Dinge, daß der Tod auf das Leben folgt. Der wahre Taoist vergißt das nie und ist bemüht, sich gelassen und ohne unnütze Auflehnung dem natürlichen Lauf der Dinge zu unterwerfen. Chuang-tzus Werk (häufig kurz das Chuang-tzu genannt) besteht im wesentlichen aus bilderreichen Fabeln, die eines gewissen Humors nicht entbehren. Chuang-tzu wird oft mit Plato verglichen.

Der Buddhismus

Der dritte Pfeiler der chinesischen Weisheit hat seinen Ursprung nicht in China, sondern in Indien. Buddha lebte im Laufe des 6. und 5. Jahrhundert v. Chr. in Indien. Seine Lehre kam nur sehr viel später nach China, weil die ersten buddhistischen Missionare sich dort erst im Laufe des 1. Jahrhunderts unserer Zeitrechnung niederließen. Tatsächlich verbreitet hat sich der Buddhismus in China dann ab dem 5. oder 6. Jahrhundert n. Chr.

Buddhas Lehren sind heute jedenfalls fester Bestandteil der chinesischen Weltanschauung.

Im Gegensatz zur griechischen Philosophie, die den unterschiedlichen Zuständen des Menschen gewidmet ist, konzentriert sich die chinesische Weltanschauung vor allem auf die Bewegung. Für die Chinesen ist das Leben ständig in Bewegung. Nichts ist je endgültig verloren oder endgültig erreicht.

»Morgen ist ein anderer Tag«, diese Weisheit vergißt man nie.

So entsteht eine sehr optimistische Sichtweise der Dinge.

Aus denselben Gründen packt man Menschen nicht in bestimmte »Schubladen«, was wir im Westen doch so gerne tun. Niemand ist z.B. für immer korpulent und ohne Aussicht auf Änderung dieses Zustandes.

Nur deshalb, weil man aus einer Familie von wohlbeleibten Genußmenschen stammt, muß man nicht auch einer werden. Nichts ist Schicksal, alles bleibt möglich.

Der Osten und der Westen haben zwei grundverschiedene Denkweisen. So beobachtet der Westen z.B. das Universum, das ihn umgibt. Der Osten dagegen ist Teil des Univer-

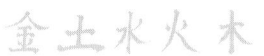

sums, das er beobachtet. Das ist sicherlich auch ein Grund, warum der Ausspruch »das ist chinesisch« bei uns etwas Unverständliches bezeichnet, das sich dem Zugriff unseres Verstandes entzieht.

Dieses Kapitel mag Ihnen daher auch etwas gewagt erscheinen, aber schenken Sie ihm Ihre Aufmerksamkeit. Wenn Sie »mit voller Energie« schlank werden möchten, wird sich diese Weltanschauung als äußerst nützlich erweisen.

Ziel der chinesischen Philosophie sind Selbstbeherrschung, Kontrolle der Ernährungsgewohnheiten und des Denkens. Der Gedanke bedingt das Handeln.

Es liegt also an uns, unseren Hunger oder unseren Appetit zu lenken, um zu geistiger Ruhe zu finden, die ihrerseits Garant ist für körperliche Ruhe und Ausgeglichenheit.

Jeder von uns muß sich seines Körpers bewußt werden, bevor ihn die Krankheit gewaltsam wachrüttelt … oder er von überflüssigen Pfunden erdrückt wird. Vorbeugen geht nur über aufmerksames Beobachten und bewußtes Erkennen.

Die erste Frage, die man sich stellen sollte, lautet daher: Was kann ich für mich selber tun?

Die Medizin des Ostens

Die östliche Medizin ist eine sechs Jahrtausende alte Kunst, die sich in fünf Hauptbereiche einteilen läßt: das Arzneibuch, die Massagen, die Diätetik, die Gesundheitsgymnastik und natürlich die Akupunktur.

Im Westen setzt man oft letztere mit der chinesischen Medizin schlechthin gleich, dabei ist sie nur einer ihrer Aspekte.

Die chinesische Medizin basiert auf Beobachtung und Analogie, auf Widersprüchlichem und Ergänzendem. Sie stützt sich auf die Gesetze von Natur und Kosmos und damit auf das Prinzip von Yin und Yang[1], die Lehre von den fünf Elementen[2] und ihrer jeweiligen Entsprechung. Die chinesische Medizin ist vor allem bestrebt, das Chi[3], unsere Lebensenergie, bestmöglich zu verwalten. Lebensenergie fließt generell in jedem Lebewesen, also auch in jedem von uns.

Die chinesische Medizin kennt keine Trennung von Körper und Geist, sie versteht sich als ganzheitliche Medizin. Aber sie ist auch eine individuelle Medizin ohne Patentrezepte: Jeder erkrankt auf seine eigene Art und muß daher ganz individuell geheilt werden. Und darin liegt die Kunst.

---

[1] Siehe Seite 24 ff.
[2] Siehe Seite 29 ff.
[3] Siehe Seite 24

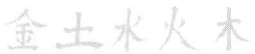

Jeder ist für seine Gesundheit verantwortlich

Schon in frühester Jugend lernen Chinesen, sich selber um die Gesundheit ihres Körpers zu kümmern und nicht gleich zu Medikamenten zu greifen.

Sie betrachten ihr Leben als Geschenk des Himmels. Ihre Aufgabe ist es, das Geschenk sorgsam zu erhalten, etwa vergleichbar mit der Flamme einer Öllampe, die möglichst lange brennen soll. Wenn man nicht aufpaßt, geht das Öl schneller zur Neige. Genauso verhält es sich mit dem Leben.

»Euer Körper ist ein Stück Materie, das Euch vom Himmel und von der Erde anvertraut worden ist. Euer Leben gehört Euch nicht, es ist Teil der kosmischen Harmonie, die Euch vom Himmel und von der Erde anvertraut wurde« (Gedanken des Lie-tzu im 4. Jahrhundert v. Chr.). Der Mensch hat die Aufgabe, seine Vitalität mit allen ihm zu Gebote stehenden Mitteln zu verbessern. Mit anderen Worten, er muß alles daransetzen, seine Energie kennenzulernen und sie nach besten Kräften verwalten und erhalten. Dies ist keineswegs eine elitäre Kunst, sondern Grundbestandteil der allgemeinen Kultur.

Alle können das tun, und in China lernt jeder, wie er es tut.

Am frühen Morgen macht ganz Shanghai T'ai-Chi-Übungen. Man massiert sich. Und man heilt sich mit Diätetik, d.h. durch die Ernährung. Ein chinesisches Sprichwort lautet: »Nahrung ist ein Medikament, und das Medikament sollte Nahrung sein.« Genau das ist Diät-Therapie.

Das Sprichwort spiegelt eine Weisheit wider, die allen Formen der Volksmedizin bekannt ist. Überall auf der Welt finden wir Spuren desselben Therapiestils. Es handelt sich dabei um einen Urinstinkt des Menschen. Der griechische Arzt Hippokrates, Gründervater der griechisch-römischen Medizin und damit auch der unseren, lebte Ende des 5. Jahrhunderts v. Chr. Er lehrte mehr oder minder die gleiche Weisheit, wie die Weisen des Ostens: »Die Nahrung sei Dein einziges Medikament und Medizin Deine einzige Nahrung.«

Es ist kein Zufall, daß sein medizinisches Werk den Titel *Über die Diät* trägt.

Bis zum Mittelalter waren übrigens Diätetik und Küche eng miteinander verbunden. Jede Art der kulinarischen Zubereitung sollte das Nahrungsmittel »milder« machen – auch wenn zu diesem Zweck auf Zutaten zurückgegriffen wurden, die auf den ersten Blick alles andere als mild scheinen mögen, wie Pfeffer und Essig beispielsweise. Die Mängel der Nahrungsmittel sollten ausgeglichen werden, um sie leichter verdaulich zu machen. Bis vor kurzem wurde auch jeder Kranke systematisch auf Diät gesetzt. Die Angelsachsen haben der Hühnersuppe (chicken soup) einen wahren Kult gewidmet und schwören darauf, daß sie ein Allheilmittel bei körperlichen und seelischen Problemen ist.

Der Verdienst der Chinesen und die Besonderheit ihrer medizinischen Lehren liegen darin, daß sie einen Bezug zwischen der uralten Volksmedizin und dem Energiefluß herstellen konnten und sie daraus konkrete Anwendungen für den menschlichen Körper abgeleitet haben.

Die chinesische Diät-Therapie

Diät-Therapie ist ein eigener Bereich der chinesischen Medizin. Sie beruht auf einem äußerst einfachen Prinzip, das von gesundem Menschenverstand zeugt:
Wenn wir Menge und Qualität der aufgenommenen Nahrungsmittel verbessern, steigern wir unsere tägliche Energie und damit unsere Gesundheit.
Fügen Sie dazu noch 6000 Jahre Beobachtung von Mensch und Natur hinzu, so wird daraus eine echte Wissenschaft. Die Überlieferung sagt, daß Shen Nong, der Göttliche Bauer, sein Leben dem Verkosten von Pflanzen, Tieren und Mineralien gewidmet hat, um sie auf ihre Genießbarkeit hin zu untersuchen.
Im Zuge seiner Experimente hat er sich oft vergiftet, aber er kam immer wieder mit dem Leben davon und konnte das Ergebnis seiner Untersuchungen festhalten. Die gesamte chinesische Diät-Therapie geht auf seine Schriften zurück. So auch das älteste bekannte chinesische Buch über Medizin, das *Huang-di Nei Jing* (das klassische Werk des Kaisers über die innere Medizin), das mehr als 2000 Jahre v. Chr. verfaßt wurde.
»Reis, Fleisch, Gemüse und Früchte werden als Nahrungsmittel – maßvoll – verwendet, um den Organismus zu erhalten und damit die Gesundheit.« So steht es z.B. in diesem Werk geschrieben.
Damals war die Ernährung Behandlungsgrundlage für die Therapie des Patienten. Er sollte dadurch seine natürliche Widerstandskraft zurückgewinnen und die Krankheit besiegen.
In diesen weit zurückliegenden Zeiten waren übrigens medizinische Berufe und Kochkünste so eng miteinander verknüpft, daß es oft keinen Unterschied zwischen ihnen gab. Yi Yin z.B., der älteste Heilkundige unter den durchs Land wandernden chinesischen Barfußärzten, war in seinem »bürgerlichen Leben« Küchenchef eines Prinzen der Shang-Dynastie (die im 11. Jahrhundert v. Chr. regierte). Das alte China verehrte Köche wie weise Männer und erwartete, daß sie eine lange Lehrzeit absolvierten – 10 Jahre waren das Minimum. Übrigens: Der Göttliche Bauer ist sowohl Gott der Apotheker als auch Gott der Köche!
Die Vorschriften für eine gesunde und heilende Ernährung wurden im 7. Jahrhundert n. Chr. von Sun Si-miao zusammengestellt, einem kaiserlichen Arzt der Tang-Zeit (618–907). Er ist Autor eines Werkes über die Diät-Therapie, das auch heute noch zu den Standardwerken zählt. Es ordnet Lebensmittel in wohltuende und schädliche Nahrungsmittel ein und benennt Nahrungsmittel, die in bestimmter Kombination schädlich sein können. Sun Si-miao erwähnt in seinen Schriften immer wieder, daß ein guter Arzt nur dann auf Medikamente zurückgreift, wenn die Diät-Therapie keinen Erfolg hat.
Unter der Song-Dynastie (960-1279) verbreiteten sich die Kenntnisse der Diät-Therapie in allen Schichten des chinesischen Volkes und wurden zu einer echten Lebensregel.

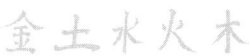

> *Seit fast 1000 Jahren lernt jeder Chinese bereits in frühester Jugend,*
> *daß Ernährung Einfluß auf die Gesundheit hat und bei richtiger Auswahl*
> *der Nahrungsmittel die natürlichen Abwehrkräfte des Körpers gestärkt*
> *oder – bei falscher Auswahl – geschwächt werden.*

In der Theorie wird ein ausgeglichener Mensch nur die Nahrungsmittel zu sich nehmen, die gut für ihn sind. Die anderen lehnt er ab. Irrtümlicherweise gegessene schädliche Nahrung wird er wieder von sich gegeben (Erbrechen oder Durchfall). In der Praxis wird dieser Instinkt allerdings von äußeren Einflüssen (familiäre Gewohnheiten, kulturelle Gepflogenheiten usw.) und der modernen Lebensart (Heizung, Nahrungsmittelkonservierung, importierte Lebensmittel, usw.) negativ beeinflußt, so daß der Körper mehr oder weniger schwerwiegend aus der Balance kommt. Dazu zählt auch übermäßige Gewichtszunahme. Die chinesische Ernährungslehre beschäftigt sich mit der Rolle, die die Nahrungsmittel spielen, d.h. mit ihrer energetischen Qualität, und stützt sich dabei auf eine Art kosmischen Ansatz in puncto Ernährung. Über die aufgenommene Nahrung ernähren wir den Körper letztlich mit der Yin-Energie der Erde und der Yang-Energie des Himmels[4]. Die chinesische Diät-Therapie untersucht die Wirkung der Nahrungsmittel im Hinblick darauf, wie sie das energetische Gleichgewicht des Körpers in bestimmten gestörten Bereichen und Körperteilen wiederherstellen können.
Damit kann die Diät-Therapie eine heilende Wirkung auf das eine oder andere Organ haben. In erster Linie dient sie jedoch der Vorbeugung. Die gesamte chinesische Energetik ist nämlich darauf ausgerichtet, dem Körper zur bestmöglichen Aufnahme von Nahrungsmitteln zu verhelfen – d.h. zu der Energiezufuhr, die er für seine lebenswichtigen Funktionen tatsächlich benötigt –, ohne daß er fehlgeleiteten Gelüsten nachgibt.
Angepaßt an die Bedürfnisse des Organismus, liefert Nahrung Energie. Gesundheit, Fitneß und Schlankheit gehen ganz automatisch damit einher. Ungenügende, übermäßige oder qualitativ schlechte Nahrungszufuhr führt dagegen zu Disharmonien und Krankheit. Eine alte taoistische Weisheit faßt dies hervorragend zusammen:
»Wer gut ißt, wird gesund sein und niemals einen Arzt benötigen.«
Die Diät-Therapie hat einen weiteren Vorteil: Sie ist die billigste Medizin und die einzige, die sich jeder leisten kann. Diese Tatsache dürfte in erheblichem Maße zu ihrer Beliebtheit beigetragen haben.

---

[4] Siehe Seite 24 ff.

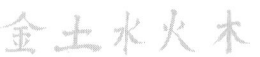

Energie –
Grundlage der chinesischen Medizin

Um lebende Materie zu bewegen ist Energie (Chi) erforderlich. Dieses Chi belebt alle Dinge und erlaubt z.B. dem Vogel, sich in die Lüfte zu schwingen. »Der Geist ist das Prinzip des Lebens, Materie ist seine Grundlage«, schrieb Szu-Ma t'sieu im 2. Jahrhundert v. Chr.
Der Mensch ist aufgespannt zwischen Himmel und Erde und unterliegt damit dem Einfluß der klimatischen Energien und der Energien der Erde.

Die Lebensenergie entspringt drei Quellen:
- Energie der Vorfahren, das Yuan Chi. Diese Energie haben uns unsere Eltern vererbt, wir haben keinerlei Einfluß darauf. Andererseits können wir durch falsche Lebensweise oder falsche Ernährung Raubbau an ihr betreiben.
- Energie der Atmung, das Yeung Chi, das aus der Luft kommt. Es ist eine Energieform, die ständig da ist, solange wir nicht aufhören zu atmen. Aber sie ist Schwankungen unterworfen, je nachdem wie wir atmen oder welche Luftqualität eingeatmet wird. Diese Energie können wir insbesondere durch Körperübungen beeinflussen.
- Energie der Nahrung, das Gu Chi. Es stammt aus der Nahrung, deshalb können wir auf diese Energie 3mal täglich – während den Mahlzeiten – Einfluß nehmen.

Bei allen drei Energieformen handelt es sich aber immer um dieselbe Energie.
Die Chinesen verbinden mit dem Chi, das auch gelegentlich »Lebensenergie« oder »Lebensatem« genannt wird, ein bestimmtes Bild. Sie sehen darin gleichzeitig das Reisbündel und den von der Erde zum Himmel aufsteigenden Dampf, der dort zu Wolken wird. Mit anderen Worten, das Bild der Energie entspricht dem Dampf, der von einem heißen Reiskorn aufsteigt, und gleichzeitig der Energie des Reiskornes an sich. Es handelt sich nur um zwei verschiedene Ausprägungen derselben Sache. Die beiden Seiten oder Polaritäten dieser Energie werden Yin und Yang genannt.
Ziel aller therapeutischen Maßnahmen der chinesischen Medizin ist es, diese Energien fließen zu lassen.

Yin und Yang

Die alten Weisen erklärten das Wesen von Yin und Yang anhand eines Tals. Der sonnenbeschienene Hang ist Yang, der schattenseitige Yin – aber beides gehört zu ein und demselben Tal.
Diese beiden gegensätzlichen Prinzipien bedingen und ergänzen sich wechselseitig. Sie sind untrennbar miteinander verbunden, es gibt kein Yin ohne Yang und umgekehrt.

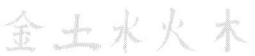

Es leuchtet ein, daß jede Sache zwei Seiten hat und jede Seite nur im Verhältnis zur Gegenseite existiert, die gewissermaßen ihr Spiegelbild darstellt. Der Mann existiert nur im Verhältnis zur Frau, die Nacht nur im Verhältnis zum Tag, die Kälte nur durch ihr Gegenteil Wärme. Nichts, weder Sache noch Lebewesen, kann dieser Einteilung in die Polaritäten Yin und Yang entgehen. Die Erde ist Yin im Verhältnis zur Sonne, die Yang ist; die Kälte ist Yin im Verhältnis zur Wärme, die Yang ist.

Aber da sich jede Sache immer nur in einem bestimmten Verhältnis zu einer anderen definiert, ist nichts ausschließlich Yin oder Yang. Das weibliche Prinzip birgt auch einen männlichen Teil in sich – und umgekehrt. Es handelt sich also eher um eine Bestimmung des dominanten Teils. Eine Sache ist »eher Yin« oder »eher Yang«, aber niemals 100 Prozent Yin oder Yang.

Yin und Yang unterliegen einem dynamischen Wechsel, daher gibt es auch keine eindeutige und klare Unterscheidung zwischen Yin- und Yang-Energie. Sobald eine Seite ihren Höhepunkt überschritten hat, kehrt sie sich in ihr Gegenteil um. Um 12 Uhr mittags, wenn die Sonne am Zenit steht, hat der Tag seinen Höhepunkt erreicht. Genau in diesem Augenblick beginnt der Tag bereits unmerklich der Nacht zu weichen, und umgekehrt.

Es gibt keinen plötzlichen Übergang vom Tag (Yang) zur Nacht (Yin). Jede dieser beiden gegensätzlichen Energien unterliegt einem ständigen Wechsel zwischen Zunehmen und Abnehmen. Wenn Yang zunimmt, nimmt die Yin-Energie ab und umgekehrt. Diese Sicht der Dinge ist sehr tröstlich. Sie zeigt uns, daß nichts jemals endgültig oder unabänderlich ist.

Das Leben ist eine unablässige Suche nach dem Gleichgewicht zwischen Yin und Yang. Die chinesischen Weisen vergleichen dies mit dem Bild einer Gondel am Seil. Die Gondel läuft immer Gefahr, aus dem Gleichgewicht zu geraten und hin und her zu schwingen. Sie hat aber keine andere Wahl, als sich vorwärts zu bewegen und zu versuchen, das bestmögliche Gleichgewicht zu bewahren.

Der Mensch ist aufgespannt zwischen dem Himmel, der Quelle der Yang-Energie, und der Erde, der Quelle der Yin-Energie. Er reagiert sehr sensibel auf alle energetischen Schwankungen in seiner Umgebung, vor allem in Zeiten der Veränderung, wie z.B. beim Wechsel der Jahreszeiten. Überall auf der Welt weiß die Volksweisheit, daß wir zu solchen Zeiten »verletzlicher« sind. Wir müssen also lernen, unsere eigene Lebensenergie zu steuern, um mit den kosmischen Energien wieder in Einklang zu kommen. Bedauerlicherweise verliert der moderne Mensch in zunehmendem Maße die Verbindung zur Erde und den natürlichen Lebensrhythmen. Wer in einem beheizten und klimatisierten Umfeld lebt und sich im Auto fortbewegt, fühlt sich den Einflüssen durch den Wechsel der Jahreszeiten herzlich wenig ausgesetzt und ist sich dieser Einflüsse auch zwangsläufig weniger bewußt. So verliert man das Gespür für die Erde. Man weiß nicht mehr, welche Jahreszeit gerade ist, und die Tatsache, daß wir dank der modernen Transportmittel und Konservierungsmethoden zu jeder Jahreszeit alle Nahrungsmittel essen können, ist nicht unbedingt förderlich in diesem Kontext.

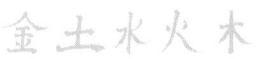

Ein sehr bildhafter Kalender hatte in Frankreich ab Ausrufung der Republik im Jahre 1792 bis zum Jahr 1805 Gültigkeit. Die Monatsnamen bezogen sich auf den natürlichen Vegetationsrhythmus. Vielleicht ist Ihnen dieser Kalender eine kleine Hilfe, um sich der Jahreszeiten wieder bewußt zu werden.

Das Frühjahr begann mit dem Monat des Sprießens (Germinal), gefolgt vom Monat der Blüte (Floreal) und vom Monat des Ergrünens der Wiesen (Prairial), um dann dem Sommer zu weichen mit den Monaten der Ernte (Messidor), der Hitze (Thermidor) und der Früchte (Fructidor). Der Herbst begann mit dem Monat des Aberntens der Felder (Vendémiaire), gefolgt von den Monaten des Nebels (Brumaire) und des Frostes (Frimaire). Dann kamen die drei Wintermonate Schnee (Nivôse), Regen (Pluviôse) und Wind (Ventôse).

Auch wenn der Mensch die energetischen Schwankungen in seinem natürlichen Umfeld nicht oder fast nicht mehr wahrnimmt, so kann er sich doch dem Einfluß dieser Veränderungen nicht entziehen.

Das stellt normalerweise kein Problem für ihn dar, denn der menschliche Körper verfügt über eine enorme Anpassungsfähigkeit. Ihr verdanken wir z.B. auch unsere Fähigkeit zur Seßhaftigkeit – im Gegensatz zu uns müssen manche Tiere entsprechend der Jahreszeit Winterschlaf halten oder zum Überwintern in wärmere Gefilde ziehen. Unserer Anpassungsfähigkeit sind jedoch Grenzen gesetzt. Wenn wir mit unserer Lebensenergie nicht sorgsam umgehen, treten krankhafte Veränderungen und Störungen des natürlichen Kräftegleichgewichtes auf – wie z.B. Übergewicht.

Yin, Yang und Nahrung

Der Geist ist Yang, die Nahrung Yin. Übermäßiger Nahrungsgenuß schadet deshalb auch der geistigen Arbeit …

Die Energie, die man benötigt, um eine zu schwere Mahlzeit zu verdauen, geht zu Lasten des geistigen Yang.

Die großen Denker sind übrigens selten dick. Und wenn man das Leben der Weisen betrachtet, so stellt man fest, daß sie häufig eine Phase der Askese durchlebten, so als müßten sie sich von der materiellen Welt lösen, um in die spirituelle Welt eintreten zu können. Dieses Phänomen findet sich in den meisten Kulturen wieder:

Pythagoras und Diogenes, Philosophen der griechischen Antike, waren ebenso wie der Prophet Mohammed für ihr einfaches Leben bekannt. Jesus verbrachte ohne Essen und Trinken vierzig Tage in der Wüste; dort ernährte er sich vom Heiligen Geist, d.h. von spiritueller Nahrung, und während dieser Zeit formte sich sein Gedankengut.

Auch in der chinesischen Philosophie kommt der Askese und dem Fasten eine besondere Stellung zu, um den Zustand des Nirwana zu erreichen (Zustand der absoluten Wachheit und der vollständigen Glückseligkeit). Die chinesische Philosophie schreibt übrigens ihren mythischen Gründervätern – wie beispielsweise Buddha – die Fähigkeit zu, lange Zeit ohne Nahrung auszukommen. Übrigens: Buddha wird zwar häufig mit rundem Bauch dargestellt, dies wird aber als ideale Position zur Entspannung angesehen und nicht als Zeichen von Korpulenz.

In der chinesischen Diät-Therapie werden die Nahrungsmittel analysiert und nach ihren energetischen Eigenschaften und der Dualität Yin/Yang eingeteilt.

Tiere und Pflanzen sind genau wie der Mensch zwischen der Energie des Himmels (Yang) und der Energie der Erde (Yin) aufgespannt.

Gemüse zum Beispiel wächst aus der Erde (Yin), aber es wächst auch durch die Energie der Sonne (Yang). Deshalb gibt es keine reinen Yin- oder Yang-Nahrungsmittel. Man kann jedoch allgemeine Tendenzen feststellen. So ist Fleisch eher dem Yang zuzuordnen, da es von Tieren kommt und sich diese bewegen – also selber Yang sind; Gemüse fällt dagegen eher unter Yin-Energie, weil es einen besonderen Bezug zur Erde hat. Aber diese Grundeinteilung muß differenzierter betrachtet werden.

Fleisch

Wie bereits erwähnt, ist Fleisch ganz allgemein eher der Yang-Energie zugeordnet. Einige Fleischsorten haben aber stärkeren Yang-Bezug als andere.

Rote Fleischsorten wie Rindfleisch, Schaffleisch, Lamm und Wild (Fleisch, das von wildlebenden Tieren stammt und einen markanten Eigengeschmack hat) enthalten viel Yang-Energie.

Helle Fleischsorten (Schwein, Kalb, Geflügel, Hase) dagegen enthalten vergleichsweise mehr Yin-Energie.

Fisch

Fisch ist schwierig hinsichtlich der Einteilung nach Yin und Yang, unabhängig davon, ob es sich dabei um Süßwasser- oder Salzwasserfisch handelt. Der Fisch ist ein Tier, das sich bewegt, und deshalb eher dem Yang zuzuordnen; andererseits lebt er aber im Wasser, was ihm Yin-Energie verleiht …

Sie sollten daher wissen, daß magere Fische mit hellem Fleisch, wie zu.B. Merlan, Goldbrasse, Seezunge, Hecht und Karpfen, mehr Yin enthalten als fette Fische mit festem und oft farbigem Fleisch, wie z.B. Lachs, Thunfisch und Makrele, die mehr Yang-Energie haben.

Die Fische haben um so mehr Yang-Energie, je farbiger ihr Fleisch ist; ganz besonders, wenn es rötlich ist, weil Rot die Farbe des Feuers und damit Yang ist.

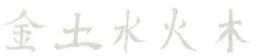

Eier

Die Chinesen essen Hühner-, Enten- und Wachteleier, wobei ihre spezielle Vorliebe letzteren gilt – sie schreiben ihnen einen besonders hohen Energiegehalt und sogar leicht aphrodisierende Wirkung zu.

Eier haben eine starke symbolische Bedeutung. Sie sind der Anfang allen Lebens und symbolisieren die schöpferische Kraft, die Fähigkeit, ein lebendes Wesen entstehen zu lassen. Energetisch gesehen sind sie selber Yin, weil sie aus einer tiefen und statischen Energie hervorgehen. Aber sie bringen lebende Wesen hervor, die von Yang-Lebensenergie durchströmt werden. Deshalb zählen sie in der chinesischen Ernährungslehre zu den energiereichsten Nahrungsmitteln.

Gemüse

Wie bereits erwähnt, fällt Gemüse insgesamt mehr unter Yin-Energie, weil es direkt aus der Erde hervorgeht.

Wurzelgemüse wie Karotten oder Zuckerrüben wächst in der Erde, und zwar zuerst nach unten und erst später, wenn die Blätter aus der Erde sprießen, auch Richtung Himmel. Es enthält deshalb mehr Yin-Energie als anderes Gemüse.

Gemüsearten, die oberhalb der Erdoberfläche in der freien Luft gen Himmel wachsen, wie z.B. Spinat, grüne Bohnen oder verschiedene Kohlsorten, haben stärkeren Yang-Charakter (obwohl sie insgesamt gesehen immer noch dem Yin zuzuordnen sind). Pilze haben ganz allgemein mehr Yin-Energie, auch wenn Waldpilze etwas mehr Yang-Energie besitzen, weil sie wild in der Natur gedeihen und in den freien Himmel wachsen. Tomaten sind eher Yang-haltig, weil sie außerhalb der Erde wachsen … andererseits enthalten sie gleichzeitig viel Yin-Energie, weil sie einen hohen Wassergehalt haben.

Früchte

Früchte sind in der Regel eher Yin, auch wenn rote Früchte, wie z.B. rote Trauben, etwas mehr Yang enthalten. Sehr saftiges (wasserreiches) Obst, wie z.B. Melonen und Pfirsiche, hat am meisten Yin-Energie.

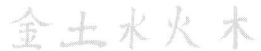

Kräuter und Gewürze

Kräuter und Gewürze sind aufgrund ihres starken Eigengeschmacks eher Yang-haltig, wobei die Gewürze mit dem stärksten Geschmack, wie z.B. Pfeffer und Ingwer, auch am meisten Yang-Energie haben – was ihnen die für uns äußerst interessante Eigenschaft verleiht, schneller zu sättigen.

Generell sind Nahrungsmittel mit Yin-Charakter leichter verdaulich, weil sie den Körper weniger erhitzen als Nahrungsmittel mit Yang-Charakter. Bei allen Mahlzeiten sollte das Gleichgewicht zwischen diesen beiden Energien beachtet werden. Ißt man beispielsweise Fleisch mit Gemüse als Beilage, so gleicht die Yang-Energie vom Fleisch die Yin-Energie vom Gemüse aus. So einfach, wie es auf den ersten Blick erscheinen mag, ist es allerdings nicht. Außerdem beeinflussen die vielfältigen Zubereitungsformen ebenfalls das Energiebild, was die Dinge nicht gerade leichter macht. Wie wir später noch sehen werden, kann man nämlich Lebensmittel auch durch die Zubereitungsweise »yangisieren« oder »yinisieren«.

Die Regel der fünf Elemente

Ausgehend von der Dualität Yin/Yang, der grundlegenden Ordnung des Lebens, gelangt man zur Ordnung der Welt bis hin zur Organisation der einzelnen Zelle. Hier kommen die fünf Grundbausteine aller Dinge zum Tragen: Holz, Feuer, Erde, Metall und Wasser. Diese fünf Elemente sind die Rohstoffe aller Materie.

Die Unterteilung in die fünf Elemente findet man in allen Aspekten des Lebens wieder. Jedem Element ist eine Jahreszeit, eine himmlische Energie, ein Sinn, eine Geschmacksrichtung, aber – zumindest für die Chinesen – auch ein Organ des menschlichen Körpers und das ihm zugehörige Funktionsorgan zugeordnet. (Die chinesische Medizin macht einen Unterschied zwischen den »vitalen« Yin-Organen, die sie als »Organe« bezeichnet, und den Funktionsorganen, die sie als »Eingeweide« oder Yang-Organe bezeichnet.) So werden die kosmischen Energien und die Energie des menschlichen Körpers eingeteilt nach ihrer Zugehörigkeit zu den fünf Elementen. Das Frühjahr ist z.B. dem Element Holz zugeordnet, weil in dieser Jahreszeit die Pflanzen sprießen. Zum Element Holz zählt ebenfalls die Geschmacksrichtung sauer, weil ein junger frischer Trieb sauer schmeckt.

Sicher haben Sie sich schon gefragt, wie man unsere vier Jahreszeiten den fünf Elementen zuordnen kann. Aber Sie wissen auch, daß das Ende einer Jahreszeit immer an den Kräften unseres Organismus zehrt. Und diese Übergangszeiten, das Ende der Jahreszeiten, entsprechen dem Element Erde.

In der folgenden Übersicht zu den fünf Elementen sehen Sie z.B., daß dem Element Erde das Organ Pankreas (Bauchspeicheldrüse), die Geschmacksrichtung süß, die Sprache, die Schleimhäute etc., zugeordnet sind. Das zugehörige Funktionsorgan ist der Magen.

Zuordnungstabelle zu den fünf Elementen

	Holz 木	Feuer 火	Erde 土	Metall 金	Wasser 水
Entwicklung	Geburt	Wachstum	Veränderung	Untergang	Stagnation (Tod)
Jahreszeit	Frühjahr	Sommer	Ende der Jahreszeiten	Herbst	Winter
Geschmack	sauer	bitter	süß	scharf	salzig
Organ	Leber	Herz	Milz, Pankreas	Lunge	Nieren
Funktions-organ	Gallenblase	Dünndarm	Magen	Dickdarm	Blase
Sinn	Sehen	Geschmack	Sprache	Tast- und Geruchssinn	Gehör
Gewebe	Nerven, Sehnen, Bänder, Sehnenhaut, venöses Gewebe, Nägel	Arterien, Blut	Fleisch, Schleimhäute Lippen	Behaarung	Haare, Struktur des Nervensystems
Planet	Jupiter	Mars	Saturn	Venus	Merkur
Himmlische Energie	Wind	Hitze, Feuer	Feuchtigkeit	Trockenheit	Kälte

Zyklen, die die fünf Elemente miteinander verbinden

Die Chinesen stellen sich zwei normale Kreisläufe vor, die die fünf Elemente in einer bestimmten Ordnung miteinander verbinden – den Entstehungszyklus und den Kontrollzyklus. Dazu könnte man dann die »anormalen« Zyklen zählen, die entstehen, wenn das Gleichgewicht zwischen den fünf Elementen gestört ist.

Der Entstehungszyklus (Sheng-Zyklus) wird auch »Mutter-Sohn«-Kreislauf oder Fütterungszyklus genannt. Er bewirkt z.B., daß sich aus dem Frühjahr der Sommer entwickelt. Für den Sheng-Zyklus gelten folgende Regeln:

- Aus Holz entsteht Feuer (so wurde z.B. in grauer Vorzeit Feuer durch Aneinanderreiben von zwei Holzstückchen gemacht).
- Aus Feuer entsteht Erde (unser Planet war ursprünglich ein Feuerball, und Feuer verbrennt alles, was man hineinwirft, zu Asche. Aus Asche wird schließlich Erde).
- Aus Erde entsteht Metall (Metalle sind in der Erde).

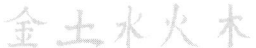

- Aus Metall entsteht Wasser (flüssiges Metall fließt wie Wasser aus der Erde, und die alten Chinesen dachten, daß es wie ein Fluß von den Bergen herabfließen würde. Nebenbei bemerkt, verkörpert Wasser ganz allgemein jedes flüssige Element.).
- Aus Wasser entsteht Holz (die Pflanzen brauchen zum Wachsen Wasser).

Dieser Kreislauf gilt für alle Entsprechungen, die sich aus dem Prinzip der fünf Elemente ergeben.

Tritt eine Disharmonie auf, weil die »Mutter« z.B. zu schwach ist, den »Sohn« zu »zeugen« oder zu »füttern«, so ist das natürliche Gleichgewicht der Dinge gestört. Beim Menschen führt dies zu krankhaften Störungen.

Wie bei allen Dingen, so folgt auch hier auf die Entstehung zwangsläufig der Untergang. Dieser zweite Kreislauf, der Ke-Zyklus (oder Ko-Zyklus), wird Kontroll-, Unterwerfungs- oder Großvaterzyklus, aber auch Kreislauf der Bändigung genannt und überlagert den Entstehungszyklus. Er gehorcht folgenden Regeln:

- Holz kontrolliert die Erde (Holz bedeckt die Erde).
- Erde kontrolliert das Wasser (Erde dämmt das Wasser ein).
- Wasser kontrolliert das Feuer (Wasser löscht das Feuer).
- Feuer kontrolliert Metall (Feuer bringt das Metall zum Schmelzen).
- Metall kontrolliert das Holz (Metall spaltet das Holz).

Auch dieser Kreislauf gilt für alle Bereiche, und die geringste Störung des Gleichgewichtes führt zu Krankheit.

Die im Hinblick auf diese beiden Kreisläufe angestrebte Balance der fünf Elemente – Holz, Feuer, Erde, Metall und Wasser – hängt von der ihnen zugeordneten Balance der Jahreszeiten, der Geschmacksrichtungen, der Organe – und der ihnen zugehörigen Funktionsorgane –, der Sinne und Gewebe ab.

Für uns bedeutet das, die Abfolge der Jahreszeiten zu beachten, was auf allen Gebieten unerläßlich ist – in besonderem Maße gilt das jedoch für unsere Ernährung.

> *Die chinesische Ernährungslehre empfiehlt, sich mit dem regionalem
> Nahrungsmittelangebot entsprechend der Jahreszeit zu ernähren.
> Wir sollten dies bevorzugt tun, wo immer es möglich ist.
> In einer Zeit, in der uns moderne Transportmittel und Konservierungsmöglichkeiten
> in die Lage versetzen, das ganze Jahr hindurch alles zu essen, was wir aus aller
> Herren Länder importieren können, gerät dies allzu leicht in Vergessenheit.*

Che Jing, ein chinesischer Weise, schrieb zu diesem Thema:
»Der Idealmensch ißt Jahreszeit für Jahreszeit das Universum. Er lagert zur rechten Zeit in den Speichern seines Körpers die Essenz aus dem Besten ein, was das universelle Leben hervorbringt. Während der fünf Jahreszeiten erntet er das Leben in seiner ersten Frische. Er nährt sein Wesen mit Frühgemüse und -obst.«

Wenn wir es den Chinesen nachtun und unsere fünf Elemente wieder ins Gleichgewicht bringen wollen, müssen wir uns auf Grundregeln des gesunden Menschenverstandes besinnen, d.h.: keine Tomaten im Januar zu essen und auch kein Gemüse, das im Kühlhaus konserviert wurde. Wir sollten statt dessen den Geschmack an Früchten und Gemüsen der Saison wiederentdecken und Produkte aus lokalem Anbau – oder zumindest unter den gleichen klimatischen Bedingungen erzeugten Produkten – den Vorzug geben gegenüber exotischen Nahrungsmitteln.

Man denke nur daran, daß Gemüse frisch nach der Ernte genossen am nahrhaftesten ist und die meisten Vitamine besitzt. Nur die Wintergemüse (insbesondere die Kürbisarten) verlieren fast keine Energie, weil sie von ihrer Bestimmung her dazu angelegt sind, die Ruhepause der Vegetation zu überdauern. Zweifelsohne ist das die Entsprechung der Pflanzenwelt für den Winterschlaf in der Tierwelt, der es einigen Tierarten ermöglicht, sogar den härtesten Winter zu überleben.

Die fünf Elemente und die Ernährung: die fünf Geschmacksrichtungen

Wie wir gesehen haben, entspricht jedem der fünf Elemente eine Geschmacksrichtung. Daraus ergeben sich folgende fünf Geschmacksrichtungen: sauer, bitter, süß, scharf und salzig. »Scharf« versteht sich übrigens nicht im Sinne der westlichen Auslegung von »beißender Schärfe«, weit gefehlt! Vielmehr fallen unter den Begriff »scharf« auch so wenig »beißende« aromatische Pflanzen wie Minze oder Sternanis. Auf dieses Thema kommen wir später noch genauer zu sprechen.

Ein Nahrungsmittel kann ebensowenig ausschließlich einem einzigen Element angehören wie es niemals ausschließlich der Yin-Energie oder Yang-Energie zugeordnet werden kann. Bitte berücksichtigen Sie dies stets. Es kann sich immer nur um Schwerpunkte

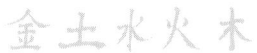

handeln. Wie Sie wissen, geht die traditionelle chinesische Medizin davon aus, daß alles in Bewegung ist.

Die ideale chinesische Mahlzeit bietet alle fünf Geschmacksrichtungen. So können die fünf Organe und die zugehörigen Funktionsorgane mit dem ihnen jeweils entsprechenden Geschmack genährt werden. Deshalb führt ein ausgewogenes Verhältnis der fünf Geschmacksrichtungen in der Nahrung auch zu gesunder Sättigung und harmonischem Körpergewicht.

> *Wer den ganzen Körper ausgewogen mit den fünf Geschmacksrichtungen und im Sinne des Fünf-Elemente-Prinzips ernährt, fühlt sich wohl und hat zudem keinen Hunger!*

Wir wissen, daß manche Gerichte, mögen sie auch noch so gehaltvoll aussehen, nicht sättigen – zwei Stunden nach dem Essen hat man schon wieder Hunger – und andere, leichtere Speisen entpuppen sich als wesentlich nahrhafter. Es ist eine Frage der Ausgewogenheit. Ergeben die fünf Geschmacksrichtungen und die fünf Elemente eine harmonische Verbindung, so vermeidet man Energieverluste und die damit verbundenen Heißhungerattacken.

Im Klartext: Man muß sich ausgewogen ernähren, aber das geht viel weiter, als lediglich daran zu denken, regelmäßig grünes Gemüse und frisches Obst zu essen – was wir ja ohnehin fast alle tun. Wir müssen lernen, die fünf Geschmacksrichtungen bei der Zubereitung der Mahlzeiten so zu verwenden, daß sie die fünf Elemente harmonisch in Einklang bringen. So ernähren wir unseren Körper optimal und sorgen letztendlich für maximale »Rentabilität« unserer Nahrungsmittelzufuhr.

Wenn Sie einige Pfunde zuviel haben, bedenken Sie bitte, daß ein Körper, der Raum durch Übergewicht ausfüllt, in Disharmonie mit seiner Umwelt und seinen Energien ist. Vor jeglicher Gewichtsabnahme müssen daher die Energien wieder ins Gleichgewicht gebracht werden.

Glauben Sie nur nicht, ich möchte Ihnen eine Philosophie der Askese ans Herz legen oder Sie zu Sojasprossen und Schwalbennestern bekehren. Die chinesische Diät-Therapie räumt den Kochkünsten aller Herren Länder eine wichtige Position ein und empfiehlt, die Nahrungsmittel so appetitlich wie irgend möglich zuzubereiten.

Ausgewogene Ernährung unter Beachtung der Fünf-Elemente-Regel und dem Prinzip der fünf Geschmacksrichtungen ist unabdingbar für Gesundheit und harmonisches Körpergewicht.

NICHT VERGESSEN:
ZUNEHMEN IST KEIN ZUFALL!

Man nimmt immer aus demselben Grund zu – man ißt zu viel! Aber es gibt eine Vielzahl von Gründen, warum man zuviel ißt …

Rein biologisch betrachtet, hat Nahrung die einfache Aufgabe, unser Überleben zu sichern. Allerdings geht die tatsächliche Funktion des Essens weit darüber hinaus und erstreckt sich auf alle Bereiche des gesellschaftlichen Lebens. Essen dient als Schlafmittel, als Antidepressivum, als Beruhigungsmittel, ja sogar als Droge; es wird als Kontroll- und Machtinstrument eingesetzt oder es wird zum Statussymbol …

Ursachen von Gewichtszunahme

Unsere Gene?

Störungen im Fettstoffwechsel oder Hormonhaushalt, die Fettleibigkeit verursachen, sind äußerst selten für Übergewicht verantwortlich, auch wenn es sehr wahrscheinlich ist, daß so mancher eine mehr oder weniger stark ausgeprägte Veranlagung zur Körperfülle geerbt haben könnte.

Andererseits haben wir alle eine fast schon vorsintflutlich anmutende genetische Veranlagung: Der Überlebensinstinkt ist einer der am tiefsten verankerten Urinstinkte des Menschen – und dazu zählt der Selbsterhaltungtrieb genauso wie der Trieb, die menschliche Spezies in ihrer Gesamtheit zu erhalten. Deshalb ist der Mensch buchstäblich darauf programmiert, gegen Hungersnöte anzukämpfen, um in Zeiten des Mangels zu überleben. Eine Fastenkur richtet sich eindeutig gegen diesen Urinstinkt, gegen die grundlegenden Funktionsmechanismen unseres Körpers. Im Klartext: Hungerkuren gehen unserem Körper gegen den Strich, und wiederholte Hungerkuren sind ihm ganz besonders verhaßt.

Deshalb ist Gewichtsabnahme vor allem für Leute, die bereits einen Krieg erleben mußten oder aus anderen Gründen hungern mußten, ein besonders schwieriges Unterfangen. Im Volksmund spricht man da von der Angst »etwas zu verpassen«. Genau die treibt uns unter Umständen dazu, uns regelrecht vollzustopfen vor lauter Angst, es könnte uns sonst etwas entgehen.

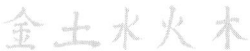

Aber man kann sehr gut lernen, diesen Instinkt unter Kontrolle zu halten. Vor allem, wenn man eigentlich niemals Mangel leiden mußte. Also essen Sie nicht so, als stünde die nächste Hungersnot unmittelbar bevor!

Andererseits schreiben viele den Genen etwas zu, was eigentlich nur das Ergebnis von falschen Ernährungsgewohnheiten ist, die von Generation zu Generation weitergegeben wurden – frei nach der Devise »Ich bin dick, aber das ist kein Wunder, mein Vater ist es ja auch«. Das ist durchaus richtig. Nur das liegt nicht an unserem Erbgut. In Wahrheit ist man nämlich so dick wie Papa, weil man sich genauso ernährt wie der Papa ...

Die Überflußgesellschaft?

Eine im Überfluß lebende Gesellschaft ist natürlich eher geneigt, den Versuchungen fehlgeleiteter Ernährungsgewohnheiten und übermäßiger Nahrungszufuhr zu erliegen, als eine Zivilisation, die kaum genügend produziert, um ihr Volk ausreichend zu ernähren. Die Verlockungen sind einfach zahlreicher.

Hinzu kommt noch die »Revolte der Dicken«, die darauf aus ist, das Thema Gewichtsproblem so sehr zu banalisieren, daß man fast geneigt ist, überflüssige Pfunde für normal zu halten; manchmal wird sogar versucht, uns gegen jede ästhetische Wahrscheinlichkeit – entsprechend der aus den USA kommenden Devise »Big is beautyful« (»Dick ist schön«) – zu überzeugen ... Vor einigen Jahren gab es eine Phase, in der gewisse Personen »überquellende« Körper regelrecht verherrlichen wollten, wobei sie in ihren Bestrebungen stark unterstützt wurden durch Artikel, die ein Recht auf den Unterschied forderten. Wie kann man denn einen Körper glorifizieren, der die Normen sprengt?

Nicht zuletzt bieten Einzelhandel und Großverbrauchermärkte – rein zufällig – Großpackungen und Sonderangebote unter dem Motto »drei Stück für den Preis von einem« an. Ganz zu schweigen von der allgegenwärtigen Werbung, die keine Gelegenheit ausläßt, uns zum Probieren der einen oder anderen Leckerei zu verleiten ...

Der Mißbrauch von trügerischer Schönfärberei?

Wortanalogien zum Thema Körpergewicht sind fast immer zweideutig.

So sagt man z.B., eine Person sei »kräftig gebaut« oder eine »gewichtige Persönlichkeit«, oder sie sei von »beeindruckender Gestalt«. All diese Ausdrücke verbinden wir mit positiven Werten. Im 19. Jahrhundert sprach man übrigens auch von einem »Wohlstandsbauch«, der Reichtum und Ansehen symbolisierte. In der Politik wird eine gewisse Korpulenz auch heute noch oft als Unterpfand für Seriosität und Vertrauenswürdigkeit dargestellt und empfunden.

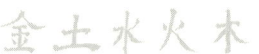

Unschwer stellt man fest, daß diese Verquickung von sozialem Status und Leibesfülle eher für Männer gilt als für Frauen. Ein Mann wird häufiger als »kräftig« bezeichnet ... wohingegen eine Frau ganz unverblümt als »fett« qualifiziert wird – der Ausdruck »eine kräftige Frau« läßt schließlich eher ein Mannweib vermuten als eine etwas füllige Dame.

Die falsche »gute« Ausrede

Einige unter uns sind durch ihre Erziehung buchstäblich aufs Dickwerden programmiert worden. Machen wir den überholten Ideen doch ein für allemal den Garaus! Denn, ich wiederhole es noch einmal, wir werden zu nichts gezwungen, weder zum Gehen, noch zum Essen.
Im folgenden finden Sie einige Beispiele für weit verbreitete und oft angeführte falsche »gute« Ausreden.

Jemand Freude bereiten oder nicht weh tun wollen

Man ißt nicht, um jemandem Freude zu bereiten, egal ob es sich nun um die Mutter, den Ehemann oder Freunde handelt. Deshalb ist es absolut legitim – und vernünftig –, einen übervollen Teller nicht aufzuessen und auch dann nicht noch einmal nachzufassen, wenn es anderenfalls heißt: »Sonst muß ich es wegwerfen.« Man muß lernen, mit dem Essen aufzuhören, sobald man keinen Hunger mehr hat.

Es ist Essenszeit

Man ißt nicht, weil es »Zeit dafür ist«. Auch wenn es vernünftig ist, die Mahlzeiten relativ regelmäßig einzunehmen, so ist es dennoch Unsinn, sich zum Essen an den Tisch zu setzen, wenn man keinen Hunger hat!

Die Zubereitung der Mahlzeiten

Nein, es ist nicht unvermeidlich und schon gar nicht unerläßlich, eine großzügig bemessene Portion der Mahlzeit bereits beim Kochen unter dem Vorwand zu essen, man müsse ja probieren. Auch hier handelt es sich ganz klar um eine falsche gute Ausrede.

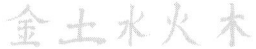

»Mein Stoffwechsel ist sehr träge«

Diesen kurzen Satz hört man allzuoft. Eigentlich bedeutet er folgendes: »Ich bin eine arme Kranke / ein armer Kranker, und man muß mich bedauern.«

»Bei mir in der Nähe gibt es keine Geschäfte«

Will heißen: Deshalb bin ich *gezwungen*, mich von Tiefkühlpizza und Nudeln zu ernähren, also kann ich auch kein gesundes Ernährungsverhalten annehmen.

Die Notwendigkeit, zu Kräften zu kommen

Diese falsche gute Entschuldigung ist besonders trickreich, denn es stimmt natürlich, daß Nahrung Energie liefert – allerdings brauchen wir eine bestimmte Energie und auch nicht Unmengen davon.

Die Nahrung als Brennstoff des Körpers zu betrachten, ist eine Falle, die zu dem Irrglauben verleitet, jede außergewöhnliche Anstrengung sei mit einem Mehrbedarf an Brennstoff verbunden. Man ist daher versucht, die Energiereserven bereits vor der Anstrengung anzusammeln – unabhängig davon, ob es sich um eine körperliche Anstrengung handelt oder nicht (wie z.B. eine wichtige Verabredung). Auf dem Land hört man in diesem Kontext oft das Sprichwort: »Man darf da nicht mit hohlem Magen hingehen.«

Es handelt sich in Wirklichkeit um nichts anderes als ein Nervenberuhigungsmittel … und eine gute Ausrede, um noch weiteressen zu können, obwohl tatsächlich gar kein Bedarf mehr besteht.

Ein Erwachsener, dem in der Kindheit immer wieder vorgebetet wurde: »Iß deine Suppe auf, damit du groß und stark wirst«, wird es sehr schwerhaben, sich von der Vorstellung zu trennen, daß er um so stärker wird, je mehr er ißt (bei genauerer Analyse sagt dieser kleine Satz übrigens entweder genau das Gegenteil aus – bleib mein kleiner Junge/mein kleines Mädchen – oder er bringt die Frustrationen einer Mutter zum Ausdruck, die möchte, daß aus dem Kind das wird, was sie selber nicht sein konnte). Anstatt kräftig und körperlich widerstandsfähig zu werden, läuft man vor allem Gefahr, an Umfang zuzulegen – man wird nicht etwa stark und kräftig, sondern vielmehr dick und fett!

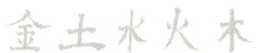

»Ich habe Hunger wie ein Scheunendrescher«

In diesem Zusammenhang stellt man fest, daß die Verwendung des Begriffs »verschlingen« nicht negativ ist, vor allem wenn es um einen Mann geht. Ganz im Gegenteil, die Mütter der kleinen Jungen erfreuen sich oft an dem »Bärenhunger« ihres Sprößlings.

»Es ist das Alter«, »während der Tage« usw.

Lassen Sie sich nur ja nicht von Theorien täuschen, wonach es normal sei, die Kalorienration in den Tagen vor der Menstruation oder in der Menopause zu erhöhen.
Dies ist nichts weiter, als ein bequemer Vorwand. Die Menopause beispielsweise ist eine natürliche Phase im Leben einer Frau, genauso wie Schwangerschaft und Geburt. Sollten keine besonderen Probleme damit einhergehen, so ist unser Körper so programmiert, daß er diese Klippe ohne Schaden umschifft … und ohne Gewichtszunahme. Die Menopause stellt andererseits eine Art Bilanz des Lebens dar. Wenn man nicht zufrieden ist, wird man sich gehenlassen. Es ist aber auch eine Zeit der Veränderungen im Leben – die Kinder gehen aus dem Haus, der Ehemann fühlt sich gerade im dritten Frühling … Und dann wird man vielleicht zunehmen, aber das hat nichts mit den Wechseljahren zu tun! Der beste Beweis ist, daß nicht alle Frauen in diesem Alter zunehmen. Einzelfälle dürfen nicht verallgemeinert werden.

Dick werden ist immer eine »Wahl«, auch wenn es sich um einen Schutzschild handelt

Genau! Eine unbewußte Entscheidung, eine schlechte Wahl, aber nichtsdestotrotz eine Wahl. Jede dauerhafte Gewichtszunahme ist ein Schutzschild, der etwas verbergen soll. Aber was?

Streß oder eine verborgene Depression

Hinter Gewichtsproblemen verbergen sich manchmal Depressionen, die nicht anders ausgedrückt werden konnten oder nicht ausgelebt werden. Die verborgene Depression ist ein Schutzschild aus Krankheit, der zu einem Abwehrmechanismus des Körpers wird, um eine schwerwiegendere pathologische Störung zu vermeiden.
Aber was passiert, wenn man seine Pfunde verliert?
Es kann sich auch um eine Trauerreaktion oder um die Folgen einer Trennung handeln, so als wolle man »körperlich« die durch den Verlust entstandene Leere füllen.

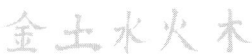

Im Grunde genommen kann sich jede Art von Streß hinter Übergewicht verbergen. Wir alle wissen, wie leicht z.B. Angst dazu verleitet, den ganzen Tag etwas in sich hineinzufuttern. Auch Leute mit Schlafstörungen tendieren dazu, mehr zu essen, um den damit verbundenen Mangel und Streß zu kompensieren.

Für einige eher kindliche Gemüter ist es noch einfacher: Nahrung bietet Trost und Schutz. Häufig handelt es sich dabei um Menschen, bei denen die Eltern auf alle ihre Willensäußerungen als Kleinkind oder Kind mit Nahrungsangebot reagiert haben (Fläschchen, Kuchen, Süßigkeiten …).

Die häufig vorkommenden Gewichtsprobleme von Immigranten der ersten Generation fallen ebenfalls unter diese Problematik. Man fühlt sich entwurzelt, also wird gegessen. In diesen Fällen besteht vermutlich ein Zusammenhang zwischen kultureller Entwurzelung und gestörten Ernährungsgewohnheiten.

Übergewicht verbirgt auch einen Mangel an Selbstwertgefühl (mangelnder Bezug zu seinem Ego) und eine übertriebene Sensibilität gegenüber dem Umfeld und äußeren Einflüssen. Vielleicht ist es Ihnen auch schon aufgefallen: Große Esser schätzen nichts so sehr, wie andere zum Essen zu verleiten, genauso wie Alkoholiker, die alles daransetzen, ihr Umfeld zum Trinken anzustiften, damit sie eine gute Entschuldigung für ihr eigenes Verhalten haben. Sie reagieren nicht nur überempfindlich auf alle Vorschläge in puncto Nahrung, sondern auch auf alles, was mit Gefühlen zu tun hat. Und sobald sie sich unsicher fühlen, essen sie.

Die umgangssprachlichen Redewendungen »ich bin angefressen« oder »den Ärger in sich hineinfressen« – die nichts anderes bedeuten, als »das nervt mich« oder »das belastet mich« – sind sehr aufschlußreich, weil sie deutlich zeigen, welche Rolle der Faktor Streß bei Gewichtszunahme spielt.

Aber denken Sie daran, daß dieser Mechanismus in beide Richtungen funktioniert. Unsere Probleme und Gefühle werfen uns aus dem Gleichgewicht und können unsere körperlichen Funktionen entgleisen lassen, aber das funktioniert auch in die andere Richtung. Dies vergißt man leicht. Ernährungsbedingte Störungen (dies gilt übrigens sowohl für Überernährung als auch Unterernährung) bringen ein verändertes Gefühlsleben mit sich, was zur ersten äußeren Manifestation einer energetischen Disharmonie des Körpers wird.

> *Da die chinesische Medizin keine Trennung von Körper und Geist kennt, berücksichtigt sie in hohem Maße die Empfindungen und Gefühle der Patienten.*

Nachfolgende Tabelle zeigt die wechselseitige Abhängigkeit von Empfindungen, Emotionen und den jeweiligen Geschmacksrichtungen. Mit Hilfe der Tabelle erklärt sich, wie eine Störung im Bereich Ernährung, die auf Mangel oder Überschuß an einer Ge-

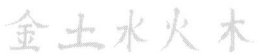

schmacksrichtung basiert, nicht nur die zuvor beschriebenen körperlichen Störungen (vgl. Tabelle zu den fünf Elementen auf Seite 30) verursachen kann, sondern darüber hinaus auch zu psychischen und emotionalen Entgleisungen führt.

Tabelle der Geschmacksrichtungen und ihre Wirkungen

	Normalzustand	Mangel	Exzeß
HOLZ Geschmack: sauer 木	• auf andere zugehen	• Sich in sich selbst zurückziehen • Mangelnde Vorstellungskraft • Unentschlossenheit • Angst[1]	• Aggressivität • Zorn • Schreien
FEUER Geschmack: bitter 火	• Zufriedenheit	• Apathie • Ängstlichkeit	• Erregung • übertriebene Freude und Lachen • Sexuelle Begierde
ERDE Geschmack: süß 土	• Flexibilität Regelmäßigkeit • Nachdenken	• Zerstreutheit (u.a. der Gedanken) • Stagnation • Kraftlosigkeit (mangelnde Yang-Energie) • Vergeßlichkeit	• Besessenheit mit der Vergangenheit • Fixe Ideen • Mangelnde Flexibilität (Exzeß der Yang-Energie)
METALL Geschmack: scharf 金	• Selbstwertgefühl • Selbstbesinnung • Selbsterhaltung	• Sorglosigkeit • Verlust des Selbsterhaltungstriebes • Verletzlichkeit • Traurigkeit, Kummer • Angst[1]	• Versagensängste Zukunftsängste • Besorgnis, Grübeln • Aggressivität • Selbstzerstörung • Tränen
WASSER Geschmack: salzig 水	• Zurückhaltung • Widerstand, Zähigkeit • Zur Tat schreiten	• Schwäche • wechselnde Gelüste • durch und durch gehende Furcht, Angst[1]	• Verhärten • Sturheit • Herrschsucht

---

[1] Je nachdem, welches Element von der Angstempfindung betroffen ist, wird sich das Gefühl in einem anderen Körperbereich physisch manifestieren: beim Holzelement im Zwerchfellbereich, beim Feuerelement im Halsbereich, beim Erdelement im Magenbereich, beim Metallelement im Brustbereich und beim Wasserelement im Bauchbereich.

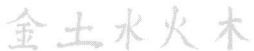

Einige Beispiele:
Ein Mangel an saurem Geschmack greift die Erde der Leber an, was sich in Form von Verletzlichkeit und Zorn ausdrückt. Umgekehrt wird auch von außen kommender Zorn die Leber schwächen. Deshalb ist es für uns so enorm wichtig, an uns selber zu arbeiten, damit wir lernen uns besser zu beherrschen und Faktoren, die Gefühle des Zorns in uns wecken, aus dem Weg zu gehen.
Ständige Besorgnis, allein oder in Verbindung mit einem zu Zwangsvorstellungen neigendem Naturell, kann langfristig zu Organstörungen führen. Bulimie ist deshalb für die chinesische Medizin eine Disharmonie im Bereich Milz/Pankreas-Magen.
Wer bei Depressionen bei sich zu Hause hocken bleibt, dynamisiert nicht gerade die Yang-Energie (weil das eben eine Energie der Bewegung ist) und wird daher auch nichts zum Abnehmen beitragen.
All das erklärt, weshalb es absolut unerläßlich ist, sich gleichzeitig mit dem Körper und dem Geist auseinanderzusetzen – eine Tatsache, die die chinesische Medizin auf Anhieb verstanden hat, was im Westen aber oft nur schwer nachvollzogen wird.

Der Wunsch, Druck auf sein Umfeld auszuüben

Das Verhältnis zu den Eltern heute oder in der Vergangenheit und insbesondere die Beziehung zur Ammenfigur – der Mutter oder der Bezugsperson, die sie ersetzt – ist häufig Ursache von Gewichtsproblemen.
Übergewicht ist dann oftmals ein Mittel, um der Mutter, dem Vater oder einer Familie eine lange Nase zu zeigen, die Frauen nur nach körperlichen Kriterien bewertet – ja, das gibt es auch heute noch.
So kann man auch versuchen, einem Ansprechpartner die Schuld zuzuweisen nach dem Motto »Schau’, was du aus mir gemacht hast!«, um den anderen für das Übergewicht verantwortlich zu machen.

Eine Droge

Manche Personen benutzen Essen wie eine Droge, genauso, wie andere Kaffee oder Alkohol mißbrauchen. Sie finden darin ein Mittel, ihre Ängste auf die einzige Art und Weise, die sie kennen, zu beruhigen. Außerdem wird es gesellschaftlich wesentlich positiver bewertet, den Kühlschrank nach Eßbarem zu durchforsten, als sich einen Wodka zu genehmigen oder einen Joint anzuzünden.

Seinen Platz in der Gesellschaft oder in der Familie einnehmen

Weil es einem nicht gelungen ist, aufgrund von Talent, Intelligenz oder Charme, einen entsprechenden Platz in der Familie einzunehmen, erzwingt man diesen Platz nun rein körperlich mit einem aus allen Nähten platzenden Körper, indem man sich mit Fett umgibt. Diese Tatsache verrät manchmal auch den unbewußten Wunsch, sein Umfeld im Rahmen seiner Möglichkeiten zu beeindrucken. Weil man nicht tatsächlich stark und mächtig ist, möchte man diese Position mittels Körpermasse erringen.

Das frappierendste Beispiel dafür verkörpert eine regelrechte Lobby der Fettleibigkeit, die es heute in den USA gibt. Diese Lobby ist so gewichtig – man möge mir das Wortspiel verzeihen –, daß sie 58 Millionen potentielle Anhänger zählt (was 35 Prozent der Bevölkerung darstellt). Die Gruppierungen konzentrieren sich auf die Verteidigung der Rechte der Dicken und setzen die Regierung unter Druck, damit diese ihnen die Mittel bewilligt, den Unterschied ausleben zu können, anstatt um jeden Preis zu versuchen, die Übergewichtigen zum Abnehmen zu bewegen.

Kürzlich ging die Wortführerin einer dieser Verbände sogar soweit, zu erklären: »Ich wiege 130 kg, bin 1,55 Meter groß, bin gesund und glücklich.« Hat sie denn tatsächlich nichts anderes zu bieten, womit sie sich positiv hervortun könnte?

Der Wunsch, anders zu sein

Übergewicht kaschiert manchmal auch das Verlangen, anders zu sein als die anderen und sich abzuheben von der Masse. Auch in diesem Falle hätte man sich sicher lieber auf andere Weise hervorgetan, vielleicht als Künstler. Da einem das aber nicht gelungen ist, zeigt man den Unterschied so wie man kann, nämlich durch seinen Körperumfang. Gleichzeitig drückt man auf diese Weise seinen Willen zur Selbstbestimmung aus, weil man sich gegen das Diktat von Schlankheit und Schönheit behauptet … Auf diese Weise zieht man Aufmerksamkeit auf sich. Sicherlich ist das der falsche Weg, da man sich gleichzeitig tausend Unannehmlichkeiten einhandelt und zudem – wir sollten uns darüber nicht hinwegtäuschen – auch der Kritik der modernen Gesellschaft aussetzt.

Eine gewisse Rundlichkeit kann auch zum »Markenzeichen« einer berühmten Persönlichkeit werden. Der Sänger Carlos hat z.B. sein Image auf seinen stattlichen Taillenumfang aufgebaut. Auch der Erfolg des Komiker-Duos Laurel und Hardy (Dick und Doof) beruhte großen Teils auf ihrer so unterschiedlichen »Figur«. Man könnte zahlreiche andere Beispiele anführen für berühmte Persönlichkeiten, die einen nicht unerheblichen Teil ihrer Bekanntheit ihrem jenseits der üblichen Normen liegenden Körperumfang verdanken. Die goldene Ehrenmedaille für das publikumswirksame Ausschlachten des Speckbauchs gebührt jedoch einem amerikanischen Schauspieler aus den Anfangszeiten des Kinos, der

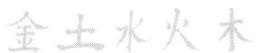

sich ganz einfach den Künstlernamen Fatty Arbuckle (der Dicke Arbuckle) gab und auch den entsprechenden Körperumfang hatte.

In solchen Fällen wird Übergewicht regelrecht in Szene gesetzt, so daß man schon bald nicht mehr davon ablassen kann. Ein magerer Carlos, der in seinen Hawaii-Hemden verloren geht, ist schwerlich vorstellbar und ein Dick, der genauso dünn ist wie sein schlanker Partner Doof, hätte schon bald niemanden mehr zum Lachen gebracht. Man steckt in einem Teufelskreis, und der Korpulente verstrickt sich jeden Tag ein bißchen mehr in seiner etablierten Rolle, bis er schließlich unausweichlich gefangen ist in der komischen Inszenierung seiner Fettleibigkeit. Von daher ergibt sich auch die Figur der »fetten Ulknudel«, wovon wir alle mindestens ein Beispiel kennen. Um in der Gesellschaft akzeptiert zu werden, fühlt sie sich verpflichtet, andere zum Lachen zu bringen, auch um den Preis sich selber dabei manchmal lächerlich zu machen. Tatsächlich aber zwingt sich diese Person selber, die Rolle zu spielen … und zwar deshalb, weil sie sich unbewußt darin gefällt.

Dieser Aspekt darf nicht außer acht gelassen werden, weil er nicht ganz so unschuldig ist, wie es scheinen mag. Wenn man Übergewichtigen Fragen zu diesem Thema stellt, gewinnt man schnell den Eindruck, sie gehören einem regelrechten Club an. Deshalb empfinden sie auch unbewußt eine gewisse Angst bei dem Gedanken, diese Gemeinschaft zu verlassen und den Status »dick« aufzugeben, um ihr Selbst zu finden. Werden sie es schaffen, mit der wiedergefundenen Individualität und all dem, was sie hinter der schützenden Hülle aus Fett verbergen, zurechtzukommen?

Umgekehrt, wenn man jahrelang an seinem Übergewicht zu tragen hatte, verbirgt sich hinter der Entscheidung abzunehmen – und sei es auch nur einige wenige Pfunde –, häufig der Wunsch, mit seiner Vergangenheit zu brechen.

Die Ablehnung der Rolle als Verführer oder Verführerin

Bei Frauen mehr noch als bei Männern geht jegliches Gewichtsproblem einher mit einem Problem in puncto Verführung, denn symbolisch gesehen verkörpert Gewicht die Mutter und Schlankheit die Verführerin.

Egal ob Mann oder Frau, dick zu sein, ermöglicht es, jedem Problem mit der Verführung des anderen Geschlechts aus dem Weg zu gehen oder es sogar völlig aus dem Weg zu räumen: Man verführt nicht, weil man fett ist – punktum. Also ist es völlig nutzlos, sich weiter zu hinterfragen. Die Pfunde verbieten es auf bequemste Weise, sich in die Rolle als Verführer oder Verführerin zu begeben … oder erlauben es, in seinen Bemühungen, aus welchen Gründen auch immer, zu scheitern und abgelehnt zu werden. Man befreit seine Beziehungen zum anderen Geschlecht von jeglichem beunruhigenden Gedanken und versteckt sich erfolgreich hinter seinen Befürchtungen.

Bei genauerer Betrachtung verbirgt sich hinter diesem Verhalten die Weigerung, erwachsen zu werden und sich mit seiner Sexualität auseinanderzusetzen. Geschlechtsunterschiede verschwinden unter den Fettmassen, so geht man dem Problem aus dem Weg. Übrigens kann man bei Frauen, die gerade abgenommen haben, feststellen, daß ihre Weiblichkeit häufig stark unterentwickelt ist und ganz ähnlich ist wie bei Jugendlichen, die gerade ihre Verführungskraft entdecken und ihre neu entstandenen Reize und ihren Charme in alle Richtungen versprühen. Dies trifft in noch viel stärkerem Maße auf Frauen zu, die immer rundlich waren und sich in ihrem Körper unwohl gefühlt haben.

Im Zuge des Abnehmens muß man sich daher einige vergessene Wahrheiten wieder in Erinnerung rufen, z.B. daß einem die Welt – und insbesondere das andere Geschlecht – nicht allein deshalb zu Füßen liegt, weil man schlank geworden ist. Man muß sich eingestehen, daß die Dinge wesentlich komplizierter sind und Persönlichkeit, Charme usw. auch eine Rolle spielen für die Anziehungskraft.

In vielen Fällen muß die Kunst der Verführung regelrecht wieder erlernt werden – manchmal sogar erst erlernt werden. Reflexe, die man verlernt hat, weil man sich freiwillig ins Abseits und in eine wenig begehrenswerte Position begeben hat, tauchen nicht einfach wieder von selber auf, nur weil man eine gewisse Menge an Pfunden verloren hat.

Frauen können Gewichtszunahme auch als Mittel einsetzen, um symbolisch das Objekt Frau in sich abzutöten und gleichzeitig Mutter und zentrale Figur zu werden. Dies gilt in besonderem Maße für Frauen, die während der Schwangerschaft stark an Gewicht zunehmen und diese Pfunde großenteils auch nach der Geburt des Kindes behalten. Auch eine Frau, der der Kinderwunsch versagt blieb, wird unter Umständen dick werden, um symbolisch die körperliche Fülle einer schwangeren Frau auszuleben.

Aus den gleichen Gründen kann es einen Mann verunsichern, wenn seine Frau eine Diät macht. Die Mutterfigur, die sein Leben teilt, möchte plötzlich wieder zur Verführerin werden. Sie könnte ja auch anderen Männern gefallen. In ganz extremen Fällen wird der Mann die Bestrebungen seiner Frau mit allen ihm zu Gebote stehenden Mitteln bekämpfen, versuchen, sie unter Druck zu setzen, und alles daran setzen, sie zum Essen zu verführen (»Probiere mal das … nur ein kleiner Happen«). Manch einer schreckt nicht einmal vor einer emotionalen Erpressung zurück: »Wenn du mich liebst, dann iß!«, oder: »Ich liebe dich so, wie du bist, mit allen deinen überflüssigen Pfunden und so.« Diese schönen Worte halten den Sprecher natürlich nicht davon ab, sich auf der Straße nach schlanken Schönheiten umzudrehen!

Männer müssen zulassen, daß ihre Frau wieder zur Verführerin wird … und Frauen müssen akzeptieren, daß ein Mann, der eine Diät macht, sie nicht zwangsläufig betrügt! Denn das Duo infernale Übergewicht/Verführung gilt auch für die Männer, selbst wenn überflüssige Pfunde sie nicht im selben Maße aus dem Reich der Verführung hinausbefördern. Eine Frau, die sich unbewußt in Sicherheit wiegt, weil ihr Mann eine rundliche Silhouette aufweist, wird oft in helle Aufregung ausbrechen, wenn er seinen fülligen Formen ein Ende

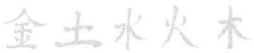

bereiten möchte und seine jugendliche Figur wiedererlangen will – und so vielleicht die Aufmerksamkeit anderer Frauen auf sich ziehen könnte. Sie wird hartnäckig um jedes Pfund kämpfen, mit tatkräftiger Unterstützung durch kleine, feine Lieblingsgerichte …

Manche Verbindungen halten nur deshalb, weil einer dick ist und der andere sich so in der stärkeren Position fühlen kann; dies ist ihr Modus vivendi. In diesem Fall wäre man vielleicht gewillt, die überflüssigen Pfunde zu behalten, um die Verbindung nicht zu gefährden. (Es ist hier nicht unsere Aufgabe zu hinterfragen, wie sinnvoll dieses Verhalten ist.)

Ein Hilfeschrei oder selbstzerstörerische Tendenzen

In so einem Falle spiegelt Übergewicht die Unangepaßtheit an sein Umfeld wider. Unter seinen Fettmassen verborgen hält man gewissermaßen Winterschlaf – gut versteckt hinter dem Panzer, fühlt man sich besser geschützt. Hier ist Dickwerden ein Hilfeschrei, eine Bitte um Unterstützung oder Gesellschaft. Die überflüssigen Pfunde sind Ausdruck eines Leidens, dem die Umwelt Beachtung schenken sollte.

Wir dürfen nicht vergessen, daß Fettleibigkeit nicht nur überflüssige Pfunde bedeutet, sondern auch zu einer Art Selbstmord verurteilt, da sie mit zahlreichen krankhaften Störungen einhergeht.

Sich immer wieder opulenten Freßgelagen hinzugeben, impliziert offensichtlich sträfliche Selbstvernachlässigung, weil man heute sehr wohl weiß, wann man die Grenzen einer vernünftigen Ernährung sprengt. Sich ab und zu den Bauch vollzuschlagen ist akzeptabel, aber wenn das immer wieder vorkommt, dann hat das etwas mit dem Wunsch nach Selbstzerstörung zu tun.

Gewicht ist ein Spalt, ein Riß. Bei sehr dicken Menschen findet man Striae (Bindegewebsrisse) auch an Stellen, wo der Körper normalerweise keine hat, so als bitte er um Gnade, weil es der körperlichen Hülle nicht mehr gelingt, die überschießenden Fleischmassen zu fassen.

Und ist es nicht allein schon ein selbstzerstörerisches Verhalten, sich zu einer dicken, verunglimpften und im Auge der allgemeinen Vorstellung negativ belasteten Persönlichkeit zu machen oder zu einem willkommenen Opferlamm während der Pausen auf den Schulhöfen? Dem Dicken wird ganz oft geringere Intelligenz nachgesagt, und es herrscht ein gewisses stillschweigendes Übereinkommen, daß man sich über ihn lustig machen darf. Er ist zudem lebendes Sinnbild des Egoisten, der modernen Inkarnation des einstigen Mythos vom Menschenfresser – der übrigens immer als riesiges, fettes Wesen dargestellt wird, obwohl man ihn sich genausogut als Wesen mit so stark ausgeprägtem Stoffwechsel vorstellen könnte, daß er ganze Herden verschlingen kann, ohne auch nur ein einziges Gramm zuzunehmen!

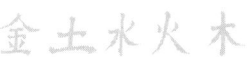

Der Wunsch, sich zu verstecken, oder ein Identitätsproblem

Wenn man seine wahre Persönlichkeit ablehnt – weil man sie unattraktiv oder beunruhigend findet – könnte man versucht sein, sie hinter Pfunden zu verbergen, sie im Fett zu ersticken, um sich besser einzufügen (oder damit abzufinden?).

Freßsucht verbirgt oft große Aggressivität. Es ist ja bekannt, daß essen beruhigt und es erlaubt, seinen Zorn hinunterzuschlucken. In diesem Falle bedeutet Abnehmen, daß man lernen muß, seine aggressiven Neigungen auf andere Weise zu zügeln. Was nicht immer leicht sein dürfte.

Auf rein körperlicher Ebene verschmilzt man mit der Masse – zumindest der Masse der Dicken. Denn eines ist klar, wenn man zunimmt, verschwinden individuelle Unterschiede: Gesichtszüge werden nach und nach maskiert von überschüssigem Fettgewebe. Wenn man dieses Beispiel bis zum Ende verfolgt, so stellt man fest, daß alle wirklich dicken Leute tendenziell ähnlich aussehen.

Auch geschlechtbedingte Unterschiede gehen unter: Ein zu dicker Mann neigt dazu, Brüste und weiblich geformte Oberschenkel zu entwickeln, wohingegen bei einer zu dicken Frau die Taille verschwindet und die Brüste in den Falten des Bauchspecks untergehen … Verstärkt wird diese Tendenz durch einheitliche Kleidung, einem Schicksal, das allen Übergewichtigen gemein ist, da das Kleidungsangebot relativ begrenzt ist (Kleiderstangen voller Bekleidung für übergewichtige Frauen bleiben letztendlich doch eine Seltenheit … und das Angebot ist in meinen Augen wenig überzeugend).

Auch Altersunterschiede gehen unter, denn selbst wenn der Wohlstandsbauch den Menschen rein körperlich zum Altern bringt, so hat er doch den gegenteiligen Effekt auf das Gesicht: weniger Falten, ein Puppengesicht und ganz allgemein das Aussehen eines riesigen Kindes.

Hinzu kommt in vielen Fällen die Ablehnung des wahren Körpers. Nach dem Abnehmen kommt dies später in folgendem kleinen Satz zum Ausdruck: »Ich habe gar nicht gesehen, wer in mir steckt.«

Übergewicht bedeckt somit den ganzen Bereich der Identitätssuche, die oft Folge einer Identitätskrise als Jugendlicher ist. Manche Eltern haben in der Tat eine so starke Persönlichkeit, daß der/dem Heranwachsenden jegliche Identifikation mit der Mutter – bzw. dem Vater – unmöglich ist. Dies gilt auch für die Töchter von zu schönen Müttern oder den Kindern von Künstlern oder berühmten Persönlichkeiten.

Die sich daraus ergebenden Probleme könnten sich dadurch ausdrücken, daß sich der Jugendliche hinter einen Schutzwall aus Pfunden zurückzieht, um die nicht unerheblichen positiven Nebeneffekte von Übergewicht voll auszukosten. In erster Linie verschaffen ihnen diese Pfunde die Möglichkeit, sich unablässig über ihr Gewicht zu beklagen und sich als Opfer darzustellen, das allgemeines Mitleid verdient hat … und sich dabei weiterhin vollzustopfen.

> *Dick werden erlaubt es, das Leben zu ertragen und sich über das Schicksal zu beklagen, anstatt selber Macher der eigenen Existenz zu sein und eventuelle Probleme direkt anzugehen.*

Wer in seinem Körper untergeht, geht auch oft in seiner Arbeit unter. Zu dicke Leute sind übrigens auch häufiger unentschlossen, so als würde sie ihre körperliche Fülle daran hindern, zur Tat zu schreiten, und sie dazu zwingen, sich wie eine Kugel im Kreise zu drehen. Wir sollten jedoch nie vergessen, daß unabhängig von den tieferen Ursachen einer entgleisten Ernährung es letztlich immer Ernährungsfehler sind, die zur Gewichtszunahme führen. Im Klartext: Man nimmt zu, weil man irgend etwas ißt, einen ausschweifenden Lebenswandel hat oder sich überhaupt nicht pflegt, wodurch man seine Energien aus der Balance wirft und damit den ganzen Organismus.

Eine Ernährungsweise, die das Gleichgewicht der fünf Elemente nicht beachtet, zeichnet sich dadurch aus, daß manche Organe »im Mangel« sind und deshalb nach einer bestimmten Geschmacksrichtung verlangen. In der Praxis führt dies zu nicht unterdrückbaren Gelüsten, dem Signal für einen Körper, der in Not ist, weil er an einem Geschmack Mangel leidet.

Im Extremfall kann dies zu ernsthaften Störungen des Ernährungsverhaltens führen. Gutartige Entgleisungen – man ißt alles mögliche und irgendwie – öffnen den wirklichen Störungen Tür und Tor, da die Grenze zwischen einfachen Entgleisungen und krankhaften Störungen sehr eng und zerbrechlich ist. Die meisten Menschen mit Gewichtsproblemen leiden unter einer abgeschwächten Form der schweren Erkrankungen von Freßsucht (man ißt viel zuviel und ernährt sich wie ein Sumo-Ringer), Bulimie (man ißt maßlos und wahllos, d.h. stückweise Butter oder noch nicht aufgetaute Pizza), einhergehend mit Erbrechen oder auch ohne sich zu übergeben, nächtliche Freßorgien, einhergehend mit Schlafwandeln oder auch ohne, Heißhunger auf Zucker (man stürzt sich auf Zucker und alle süßen Nahrungsmittel – dies ist eine Form von Sucht), Heißhunger auf Schokolade oder ständiges Knabbern (was vor allem nicht-berufstätige Frauen betrifft, oder Menschen, die zu Hause arbeiten). In dem Zusammenhang möchte ich daran erinnern, daß diese Krankheiten in vielen Fällen auch von psychischen Störungen begleitet sind. Ein Bulimiker muß nicht unbedingt an pathologisch gestörtem Eßverhalten leiden, er kann auch unter krankhaftem Kaufzwang oder sexuellem Heißhunger leiden.

Im Rahmen von schweren Entgleisungen sind die von der Disharmonie betroffenen Organe nicht in der Lage, normale Signale der Sättigung auszusenden.

Man nimmt deshalb zu, weil man sich quantitativ oder qualitativ falsch ernährt, weil man nicht genügend körperliche Bewegung hat (ein zu phlegmatisches Leben) und/oder weil man unter emotionalen Problemen leidet.

Sein Selbst wiederfinden

Für sich selber Verantwortung tragen

In den jüdisch-christlichen Religionsgemeinschaften ist Freßsucht ein Verstoß gegen gesellschaftliche Regeln, da sie zu den sieben Kapitalsünden zählt. Allgemeiner gesprochen ist jedes Vergnügen in der Regel Sünde, und daher allein schon Ursache für Schuldgefühle. Ein Verbot zu überschreiten ist außerordentlich reizvoll, vor allem wenn man sich auf die Dialektik der Schuld einläßt: Sünde – Schuld – Reue – Beichte – Absolution.

Der Kreislauf eines Freßsüchtigen sieht folgendermaßen aus: Ich esse zu viel – irgend etwas, wann immer ich kann und egal wie – deshalb fühle ich mich *nachher* schuldig, weil ich der Versuchung nachgegeben habe und der Kapitalsünde der Freßsucht verfallen bin. Zu diesem Verständnis der Schuld kommt notwendigerweise die Beichte hinzu, dem Zugeben des Fehlers, was dann die Vergebung möglich macht. Sobald Absolution erteilt wurde, kann man erneut der Versuchung nachgeben, den Kopf zerknirscht senken, und so setzt sich der Kreislauf fort, ohne jemals ein Ende zu finden.

Es läuft alles so ab, als würde uns die Gesellschaft zu »großen Weicheiern« erziehen, die keine Verantwortung übernehmen und alles als vom Schicksal vorgegeben betrachten.

> *Wenn wir uns entwickeln wollen, müssen wir vor allem unsere Lebenseinstellung ändern und wie die Asiaten akzeptieren, daß wir für unseren Körper verantwortlich sind.*

Wir sind für unseren Körper verantwortlich, für alles, was wir ihm zuführen und für ihn kaufen, und wir tragen auch Verantwortung für das Bild, das wir anderen von uns zeigen. Sich darüber bewußt zu werden, ist der erste Schritt, um sein Leben selber in die Hand zu nehmen, anstatt sich weiterhin von den Dingen treiben zu lassen.

Das ist nicht leicht, denn es ist wesentlich bequemer, sich schuldig zu fühlen und tausend Gründe dafür zu erfinden, als Verantwortung für sein Tun zu tragen. In erster Linie müssen wir uns von der uralten Schuld, die wir mit uns herum tragen, befreien. Vergessen wir nicht, daß das Dogma von der Erbsünde uns bereits vor der Geburt zu Sündern macht. Der kleine Asiate kommt auf die Welt und wird als Geschenk des Himmels begrüßt, wohingegen sein Kollege aus dem Abendland mit der Nachricht empfangen wird, daß er sich sofort einer reinigenden Zeremonie unterziehen muß, damit er von der Sünde freigewaschen wird, die seine Geburt befleckt!

Bevor man sein Leben selber bestimmen kann, muß man seine Einstellung zur Schuld ändern.

Anstatt weiterhin zu stöhnen: »Ich weiß nicht, warum ich dick werde«, muß man zugeben: »Ich esse falsch, also werde ich dick«. So wird man zur zentralen Figur und bleibt nicht weiterhin passiv. Man lernt Verantwortung für die eigenen Taten zu tragen und sich selbst zu bestimmen.

Sobald man für seinen Körper verantwortlich ist, *kann* man sein Schicksal und seine Figur verbessern. Es ist möglich, an seinem Körper zu arbeiten und wie ein Bildhauer seine Silhouette nach und nach schlanker zu gestalten.

> *Der bessere Mensch fordert alles von sich selbst,*
> *der geringe Mensch erwartet alles von den anderen.*
>
> Konfuzius

Sich besser erkennen, um sich besser unter Kontrolle zu haben

»Erkenne dich selbst«, so lautet ein viel zitiertes Sprichwort. Wer sich selber besser erkennt, wird sich auch besser unter Kontrolle haben. In der chinesischen Diät-Therapie dreht sich ebenso wie beim Abnehmen alles um Beherrschung (Herr der eigenen Gesundheit zu sein, seines Appetits, usw.). Ziel ist es, das eigene Denken und Handeln zu kontrollieren und damit sein Ernährungsverhalten.

Man muß lernen, seine Gefühle ebensogut unter Kontrolle zu halten wie das, was auf den Teller kommt. Dies setzt voraus, daß man seine Umgebung und sein Umfeld besser unter Kontrolle hat. Spüren Sie die Personen oder Situationen auf, die Sie immer wieder dazu bringen, die Kontrolle über Ihr Eßverhalten zu verlieren. Finden Sie heraus, welche Probleme Sie immer wieder mit fehlgeleitetem Ernährungsverhalten kompensieren. Arbeiten Sie stets an sich, sobald Sie erneut in ein wiederkehrendes Verhaltensmuster verfallen. Das wird sicher nicht immer leicht sein und eventuell den Verzicht auf bestimmte Aktivitäten oder Kontakte erfordern, die Ihnen zu sehr schaden. Aber mit der Zeit werden Sie sich besser kennen- und liebenlernen.

Sich und seinen Körper zu lieben, ist ein großer Vorteil im Leben. Dadurch sind Sie in der Lage, auch andere Menschen mehr zu lieben und können besser mit ihnen kommunizieren.

Das Verständnis der Zusammenhänge wird natürlich nicht ausreichen, um Sie vor allen Klippen in Sachen Ernährung zu schützen. Eine Gesetzmäßigkeit zu erkennen, bedeutet noch lange nicht, ihr zu entkommen. Wir sind eben schwache Menschen, das muß man akzeptieren. Denken Sie immer daran, daß der Weg zur schlanken Figur steinig ist und man die Flinte nicht gleich wegen einem einzigen Steinchen ins Korn werfen darf. Lernen Sie wie Sie sich selber mit Genuß verwöhnen können und entdecken Sie den Begriff des außergewöhnlichen Genusses wieder.

Alles dient dazu, den Energiefluß und die Harmonie zwischen Mensch und Universum zu verbessern.

Finden Sie Ihre Grenzen wieder

Ein dicker Körper ist ein Körper, der seine Grenzen gesprengt hat.

Bevor man jemanden von nahem sieht, erblickt man ihn aus der Ferne und sieht eine harmonische oder unförmige Silhouette. Ohne krankhaft ästhetisch zu sein, haben wir alle instinktiv eine Vorstellung davon, welche Körperform »paßt«. Entweder sind die Proportionen eines Körpers für das Auge ganz einfach schön anzuschauen oder sie sind es nicht. Es geht nicht darum, Normmaße oder Idealmaße irgendeines Topmodells festzulegen, sondern man stellt eine Tatsache fest: Ein Körpergewicht von 75 kg verteilt auf 1,60 m Körpergröße ergibt einen ausufernden Körper, einen Körper, der seine Grenzen sprengt.

Der Begriff »sich wohl in seiner Haut zu fühlen« ist diesem Kontext in doppelter Hinsicht bezeichnend. Er definiert sowohl das Gewicht, mit dem man sich in Form fühlt, als auch das Gewicht, mit dem der Körper seine »Hülle« harmonisch und damit ästhetisch ausfüllt. Man darf nie den Zustand erreichen, daß man seinen eigenen Anblick im Spiegel nicht mehr ertragen kann – eine häufige Begleiterscheinung wenn man dick wird … Im übrigen ist damit dem Exzeß Tür und Tor geöffnet, weil man ja nicht mehr sieht, daß man dicker wird, und sich daher auch keine Grenzen mehr setzt. Im Grunde genommen wird das Problem negiert und damit nicht nur die Pfunde auf der Waage, sondern letztlich auch die eigene Person: Man sieht sich nicht mehr im Spiegel an, weil man sich nicht mehr sehen mag. Das ist ein ernstzunehmendes Problem, denn etwas Eigenliebe ist für jeden wichtig.

Der Nahrungsaufnahme wieder den richtigen Stellenwert einräumen

Essen, um sich zu ernähren

Jeden Tag zu essen ist ein Grundbedürfnis des Menschen, das sollten wir nicht vergessen. Nahrungsaufnahme ist für sein Überleben unerläßlich. Man kann ganz mit dem Trinken oder dem Rauchen aufhören, aber nicht mit dem Essen. Deshalb müssen wir lernen, unsere Nahrungszufuhr zu kontrollieren.

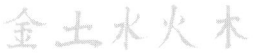

Viele Leute denken unbewußt, der Idealzustand wäre erreicht, wenn man überhaupt nichts mehr ißt. Gerade das ist aber der erste Schritt hin zu ernährungsbedingten Krankheiten. Wer sich zu sehr kasteit, legt den Grundstein für das Verhalten eines Bulimikers, weil unser Körper gewissermaßen ein Dampfkessel ist, der, damit er seine Funktionen aufrechterhalten kann, nach Energiezufuhr schreit – egal welcher Art.
Daher ist das Überdenken des Ernährungsverhaltens ein schwieriges Unterfangen, um so mehr als man nichts auf später verschieben kann, sondern sich ständig sofort beherrschen muß.

Das Hungergefühl wieder bewußt wahrnehmen

Warum ißt man? Was ist Hunger? Es gibt einen Unterschied zwischen physiologischem Hunger und psychologischem Hunger. Der Hunger des Körpers wird von jedem empfunden und ist normal. Er zeigt an, daß der Organismus Energiezufuhr benötigt, um die Körperfunktionen normal aufrechterhalten zu können. Dieses Hungergefühl stellt kein großes Problem dar. Man muß lediglich lernen, damit so umzugehen, daß wir eine optimale Energiezufuhr gewährleisten. Hungersnöte auf unserem Teil des Erdballs gehören längst der Vergangenheit an.
Der Hunger der Psyche ist dagegen wesentlich schwerer zu bändigen. Es ist der Hunger unter dem Leute leiden, die ohne Maß und Ziel essen, obwohl sie überhaupt keinen Hunger verspüren. Sie warten nicht, bis ihr Magen leer ist, sondern stopfen ihn bereits vorher wieder voll; ihr Ernährungsverhalten ist mehr oder weniger entgleist und gipfelt im totalen Chaos bei Personen, die zu jeder Tages- und Nachtzeit essen. Hier geht es nicht mehr um echten Hunger, sondern um zwanghafte Freßsucht.
Genau hier kommt das Maskenspiel von echtem oder vorgeschobenem Hunger zum Tragen. »Ich habe Hunger«, bedeutet in Wahrheit oft nichts anderes als »ich brauche Liebe« oder »ich brauche Zuneigung«.
Entgleistes Eßverhalten kann auch dazu dienen, latente Aggressivität zu unterdrücken oder Ängste zu bekämpfen; ein Gefühl zu verdrängen, das man nicht wahrhaben will oder nicht äußern kann; oder es kann natürlich auch eine Alternative zu sexuellen Beziehungen darstellen. Allein der Gedanke, daß man auf ein Nahrungsmittel verzichten sollte, reicht manchmal schon aus, um ein unwiderstehliches Verlangen nach Nahrung zu bewirken (Heißhunger auf dieses Nahrungsmittel oder auch auf ein anderes).
Wer abnehmen und zu einer angemessenen Ernährung zurückfinden möchte, muß vor allem lernen, zwischen »ich habe Hunger« und »ich möchte gerne essen« zu unterscheiden, d.h. wieder ein Gespür für das echte Hungergefühl zu entwickeln und damit sein Ernährungsverhalten besser zu steuern. Man konzentriert sich zunächst auf das Hungergefühl und unterscheidet zwischen dem Trieb an sich – »ich habe Hunger« – und der daraus

resultierenden Handlung – »ich nehme ein Nahrungsmittel und esse es«. Diese Unterscheidung existiert bei Freßsucht überhaupt nicht mehr. In der Psychoanalyse ist diese Trennung zwischen Trieb und Handlung wohlbekannt.

Es geht nicht darum, diesen an und für sich ganz natürlichen Trieb zu negieren, sondern darum, ihn zu kontrollieren. Sich vollzustopfen, um sich zu beruhigen, ist immer verbunden mit Selbstzerstörung, denn wer seinen Trieben zügellos nachgibt, zerstört den eigentlichen Grund für den Trieb (Nahrungsaufnahme) und damit letztlich sich selbst. Wer eine Mahlzeit vorbereitet und mit Genuß ißt, trennt den Trieb von der Handlung. Der Trieb wird konstruktiv umgesetzt. Den Essensvorbereitungen eine gewisse Zeit zu widmen, gibt dem Essen mehr Sinn. Es gewinnt an Bedeutung und heißt mehr, als nur dem animalischen Trieb nachzugeben und wahllos irgend etwas zu verschlingen. Man muß lernen, wieder wie ein menschliches Wesen zu essen und nicht wie ein Tier zu fressen. Unsere Sprache macht einen deutlichen Unterschied zwischen *essen* – was wir Menschen tun – und *fressen* – was Tiere tun. Es ist kein Zufall, daß wir das Wort *fressen* auch verwenden, wenn jemand eine viel zu üppige Mahlzeit innerhalb kürzester Zeit wüst in sich hineinschlingt …

Nach und nach werden Sie wieder die nötige Distanz gewinnen zwischen dem Kopf – der den Gedanken »ich habe Hunger« hat – und der Hand – die nach Eßbarem greift und es zum Mund führt. Je weiter man das eine symbolisch vom anderen trennen kann, desto besser kontrolliert man sein Ernährungsverhalten.

Über die Gaumenfreuden hinaus auch andere Genüsse wiederentdecken

Wer diesen ersten Schritt erfolgreich hinter sich gebracht hat, kann Essen (wieder) als weitergehenden Genuß empfinden: angefangen bei der genußvollen Zusammenstellung der Mahlzeit, über die Auswahl der Zutaten bis hin zur eigentlichen Zubereitung. Erst dann kommt das eigentliche Genießen der Gaumenfreuden.

Auf diese Weise kann man sich von der Befriedigung der Grundbedürfnisse weiterentwickeln zu mehr Spiritualität. Man muß sich zwar weiterhin ernähren, aber nicht nur mit eßbarer, sondern auch mit geistiger Nahrung (es ist immer wünschenswert, sich von der Materie in Richtung Geist zu entwickeln, vom Tier zum Göttlichen). In dem Maße, wie man seinem Körper eine bestimmte Art von Nahrungsmitteln vorenthält, bietet man ihm anderes an. Man kann nämlich mit einer Fülle von Dingen seinen Hunger stillen: mit Bildern, Musik, Klängen, Düften und allem, was uns andere geben (ein Maler, ein Bildhauer, ein Freund …).

Die Chinesen haben schon sehr früh begriffen, daß Körper und Geist nur zwei verschiedene Aspekte derselben Sache sind und daß das Yang des Geistes und das Yin des Körpers sich gegenseitig beeinflussen. Deshalb war es auch von jeher eine Empfehlung ihrer Medizin, den Geist zu pflegen und ihn mit angenehmen Gedanken zu nähren … um übermäßige Nahrungszufuhr auf seiten des Körpers zu vermeiden.

Das *Nei Jing*, das Werk, auf dem die chinesische Medizin aufgebaut ist, hat bereits vor viertausend Jahren auf die Notwendigkeit hingewiesen, die »innere Linie« zu pflegen und den Geist zu erziehen. Die vornehmste Aufgabe des Menschen besteht darin, unablässig das Spiegelbild des Geistes staubfrei zu halten – so sagen die Weisen des Ostens.

Ordnen Sie also Gedanken, die Ihnen in den Sinn kommen, genauso wie Sie Nahrungsmittel sortieren, um nur diejenigen zu essen, die gut für Sie sind. Trennen Sie sich von allen düsteren Gedanken und konzentrieren Sie sich auf die angenehmen Seiten des Lebens. Mit Nahrungsmitteln sollten Sie nicht anders verfahren. Trennen Sie sich von denen, die einer ausgewogenen Ernährung abträglich sind, und behalten Sie nur das, was gut für Sie ist. Ein chinesisches Sprichwort sagt: »Der Himmel zwinkert dem zu, der seinen Kopf hebt und nach oben sieht.« Ein anderes lautet: »Das schöne Wetter ist in Dir«, oder: »Sieh nicht auf die Wolken, sondern auf den Himmel.«

Das Ziel: ein schlanker Körper und ein großer Geist.
Öffnen Sie sich der Welt, blicken Sie um sich, lernen Sie die Schönheit einer Blume,
einer Landschaft oder eines Sonnenuntergangs (wieder) schätzen.
Machen Sie sich mit wenig Geld eine Freude und schenken Sie sich einen Blumenstrauß
(Nehmen Sie am besten Blumen, die für die Jahreszeit typisch sind,
wie man sie zum Beispiel auf dem Blumenmarkt findet. Diese Blumen strömen
eine Energie aus, die es durchaus wert ist, von Ihnen eingefangen zu werden.),
ein kleines Schmuckstück für die Wohnung oder Badesalz … » Von wenig zu leben,
bereichert in jeder Hinsicht«, gab Konfuzius seinen Schülern mit auf den Weg.

Sie müssen lernen, sich etwas Gutes zu tun. Stellen Sie fest, was Ihnen guttut, und bemühen Sie sich, es zu behalten – ohne dabei Rücksicht auf die Meinung anderer zu nehmen. Lernen Sie, sich Zeit für sich zu nehmen, und kultivieren Sie ohne Gewissensbisse etwas Egoismus. Ein gewisser Egoismus und Narzismus sind notwendige Investitionen in Ihre Person.

Bemühen Sie sich, stets dafür offen zu sein und auch Ihrer Umwelt mit Offenheit zu begegnen. Hören Sie auf damit, sich in sich selbst zurückzuziehen. Sicher, das wird Sie einige Anstrengung kosten, denn Sie müssen gegen selbstzerstörerische Anwandlungen ankämpfen, die jeden von uns gelegentlich befallen.

»Für den, der den Himmel vom Boden eines Brunnens aus betrachtet, wird der Himmel sehr klein scheinen« (Han Yu, 768–824). Letztlich heißt das nichts anderes, als daß wir uns nicht zum Schmied unseres eigenen Unglücks machen sollen.

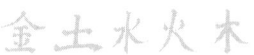

Wer sich der Welt öffnet, denkt nicht unablässig ans Essen. Und genau darin liegt eines der größten Probleme der Übergewichtigen. Manchmal füllt es ihr ganzes Leben aus. Schon beim Aufstehen denkt man daran, was man essen wird. Da man zuviel ißt, ist die Verdauung zwangsläufig träge und schon muß man erneut ans Essen denken. Dies ist natürlich auch ein guter Grund, warum man sich nicht mit anderen Problemen beschäftigen kann.

Setzen Sie genau diesen Mechanismus an Fastenabenden ein (dazu kommen wir später): Kompensieren Sie die ausgefallene Mahlzeit mit einer angenehmen Beschäftigung (Kino, Ausstellung, leihen Sie sich ein Video oder widmen Sie den Abend der Schönheitspflege), kurz nutzen Sie die Gelegenheit, um sich zu verwöhnen!

Zurück ins Gesellschaftsleben

Abnehmen bedeutet auch, daß man sich wieder in die normale Welt eingliedert und den Club der Dicken verlassen muß, der ein Privatclub mit viel zu strengen Aufnahmebedingungen ist. Anders ausgedrückt bedeutet Übergewicht, daß man sich für eine gewisse Zeit seines Lebens von seinen Mitmenschen abkapselt. Gelähmt von ihren zahlreichen Problemen, ziehen sich dicke Menschen oft in sich selbst zurück und pflegen keine Kontakte mehr mit den anderen. Sie müssen der Strategie »ich gegen den Rest der Welt« – die ich als Nabelschau einstufen würde und die charakteristisch ist für Übergewichtige – ein Ende bereiten und das Leben wieder mit anderen teilen.

So könnte man sich nach und nach von den selbst auferlegten Fesseln befreien und wieder das Leben führen, an dem man tatsächlich Gefallen findet. Ein chinesisches Sprichwort sagt: »Der Ast bricht und der Vogel breitet seine Flügel aus.«

Folgender chinesischer Vierzeiler beinhaltet eine tiefe Weisheit:

Der Gedanke bedingt die Aktion (man muß lernen, den Trieb von der Nahrungsaufnahme zu trennen).

Die Aktion schafft Gewohnheiten (gute und schlechte).

Die Gewohnheiten schaffen das Verhalten (zu differenzieren ist eine Kunst, die gelernt sein will).

Das Verhalten bestimmt den Charakter (man darf weder davor zurückschrecken, sich so zu behaupten wie man ist, noch sich davor fürchten, nein zu sagen).

Das Geheimnis einer dauerhaften Gewichtsabnahme liegt in der Kombination aus einer Umstellung der Ernährungsgewohnheiten und der Arbeit an sich selbst, um die für das Übergewicht ursächlichen Probleme zu lösen, bzw. zu lernen, wie man mit ihnen umgeht.

TEIL II

VORBEREITUNG TREFFEN FÜRS ABNEHMEN: DIE METHODE

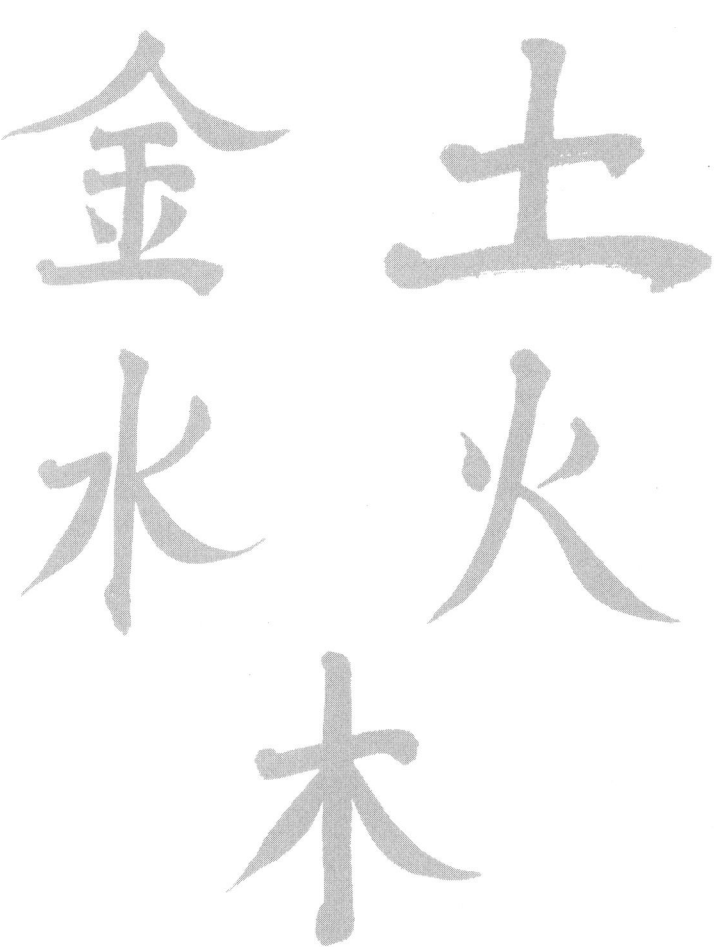

DIE KÖRPERMITTE BEFREIEN:
DIE GEHEIMEN ÜBUNGEN DER TAOISTISCHEN MÖNCHE

Was ist die Mitte des Körpers?

Für die Chinesen befindet sich die Mitte, das Lebenszentrum des Körpers, in Höhe des Bauches – genauer gesagt exakt eine Handbreit über dem Nabel. Sie nennen es *tian-ten*. Die Vorstellung, daß es eine Mitte des Körpers gibt, wird überall im Orient geteilt. Zen-Meister nennen sie *Hara* und die Sufis *Kath*.

Wer den Kontakt zu seiner Mitte verliert, ißt mehr, so als ob dieser Verlust durch physisches Auffüllen des Körpers wettgemacht werden könnte. Wenn andererseits guter Kontakt zum Zentrum des Lebens besteht, ist das Lungenvolumen größer, die Geschlechtsorgane sind vitaler, die Verdauungsorgane entspannen sich und funktionieren besser und die Beine werden optimal mit Energie versorgt, die vom höchsten Punkt des Körpers nach unten fließt.

Daher erscheint es logisch, daß sich die chinesische Medizin mit dem Bauch der Patienten beschäftigt und aus der Beschaffenheit des Bauches Rückschlüsse auf die medizinische und psychologische Situation der Patienten zieht.

Ein in der oberen Hälfte gerundeter Bauch (oberhalb des Nabels), wie man ihn oft bei Männern findet, macht im allgemeinen einen kräftigen und virilen Eindruck. Aber er ähnelt der typischen Silhouette eines Kleinkindes. Kann man daraus schließen, daß sich Männer mit einem solchen Bauch einen Teil der Kindheit bewahrt haben?

Ein in der unteren Hälfte (unterhalb des Nabels) aufgeblähter Bauch wiederum ist eher ein weibliches Problem. Wenn der Bauch dort sehr stark hervortritt, dann ist die Energiezirkulation im unteren Beckenbereich und den Beinen blockiert. Es besteht kein Kontakt mehr mit der Mitte. Diese Tatsache könnte einen unbewußten Kinderwunsch signalisieren.

Eine überall rundliche Frau hat in der Regel auch schlechten Bezug zu ihrer Mitte, was sie zum Essen verleitet, um den Magen zu füllen, so als würde Nahrungszufuhr im Magen den Mangel kompensieren.

Ein kleiner, im unteren Bereich gerundeter Bauch, der sich warm anfühlt, ist dagegen Zeichen für einen guten Kontakt zum Lebenszentrum des Körpers.

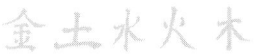

Übungen für das Innere des Körpers zielen darauf ab, sich seiner Mitte bewußt zu werden und sie frei zu machen. Das ist ihre einzige Aufgabe. Dank diesen Übungen entspannen sich Brustkorb und Zwerchfell nach und nach, und man bekommt wieder Kontakt zu seiner Mitte.

Diese Gymnastikübungen zur Selbstregulierung des Energieflusses werden in Asien seit Jahrtausenden tagtäglich praktiziert und stellen neben der Diät-Therapie und der Akupunktur einen Hauptbereich der chinesischen Medizin dar. Es handelt sich dabei im Gegensatz zu sportlichen Übungen, wie z.B. den Kampfkünsten, um gymnastische Übungen für das Körperinnere. Sie sollen den Energiefluß optimal stimulieren, um die Gesundheit zu verbessern, wodurch Energieblockaden, die Ursachen für Krankheiten und Gewichtszunahme, im Rahmen des Möglichen verhindert werden.

Schwerpunktmäßig konzentriert man sich auf die Freisetzung der im oberen Bereich des Körpers blockierten Energien. Erinnern wir uns daran, daß die chinesische Medizin den Menschen aufgespannt sieht zwischen Himmel und Erde. Und das bedeutet, daß sein Körper von Energien aus diesen beiden Polen durchströmt wird. Wenn man nicht damit umzugehen weiß, kann der freie Fluß der Energien ins Stocken geraten.

Die Chinesen behaupten von uns Menschen im Westen häufig, daß wir »einen heißen Kopf und kalte Füße haben«. Das hat nichts mit einem wertenden Urteil über unser emotionales Verhalten zu tun, sondern ist lediglich eine Feststellung: Wir wissen nicht, wie wir unsere Energie im Körper zirkulieren und sie zu unseren Füßen absinken lassen können, um die ideale Energieverteilung zu erreichen, nämlich »unten schwer und oben leicht«. Wenn wir es richtig machen wollen, müssen wir mehr Energie in der unteren Hälfte unseres Körpers als in der oberen konzentrieren. Wenn die Energie gut verteilt ist, funktioniert der Körper optimal, wenn nicht, dann häufen sich Erschöpfung, Streß und überflüssige Pfunde.

In einem ersten Schritt müssen Sie lernen, das Wesen der Übungen zu erfassen. Wundern Sie sich nicht, wenn Sie in dieser ersten Phase keine spürbare Verbesserung erkennen – das ist normal. Erst wenn die vorbereitende Phase abgeschlossen ist, kann mit der richtigen inneren Gymnastik begonnen und an der Atmung gearbeitet werden. Nur keine Panik! Die Übungen sind ganz einfach, und Sie werden sie im Handumdrehen beherrschen.

Alle im Folgenden beschriebenen Übungen sind für jedermann absolut ungefährlich und können in jedem Alter gemacht werden.

Atemübungen

Atmen heißt leben. Von einem Sterbenden sagt man übrigens, daß er seinen letzten Atem aushaucht.

Wie bereits bekannt, erhalten wir vom Standpunkt der chinesischen Medizin aus einen Teil unserer Energie aus der eingeatmeten Luft. Die Qualität dieser Energiezufuhr hängt sowohl von unserer Atemtechnik als auch von der Luftqualität ab. Auf letztere haben wir allerdings relativ wenig Einfluß – die Stadtbewohner unter uns können sich bestenfalls baldmöglichst aus der Stadt flüchten … oder sich für mehr Umweltschutz einsetzen.

Im Orient lernen die Menschen schon von Kindesbeinen an mit diesem Energiekapital umzugehen, bei uns dagegen können viele buchstäblich nicht atmen.

Wir atmen z.B. viel zu häufig, dafür aber auf »Sparflamme«, anstatt unsere Lungenkapazität voll auszuschöpfen.

Wer »chinesisch« atmen möchte, braucht keinen Doktortitel. Ein bißchen Konzentration reicht völlig aus. Man muß im Grunde genommen lernen, mit seinem eigenen Rhythmus tief einzuatmen. Dann kann man an sich selber arbeiten und den natürlichen Rhythmus verlangsamen und beschleunigen, um die Energie besser fließen zu lassen (Tai-Chi-Chuan hat denselben Ansatz). Wer täglich an seiner Atemtechnik arbeitet – wie bei allen therapeutischen Maßnahmen der chinesischen Medizin bringt auch hier nur Regelmäßigkeit den gewünschten Erfolg –, erreicht eine verbesserte Zirkulation der Energien und bessere Abscheidung von organischen Schlackenstoffen, was sich positiv auf alle inneren Organe auswirkt und insbesondere die Verdauung fördert und Streß abbaut. Sie haben sicher auch schon einmal bemerkt, daß man in Streßsituationen häufig das unangenehme Gefühl hat, das Atemvolumen würde abnehmen (was auf die Kontraktion der Bauchmuskulatur zurückzuführen ist).

> *Zu wissen, wie man richtig atmet, ist beim Abnehmen von großem Vorteil, vor allem weil die Konzentration auf die Atmung auch vom Essen ablenkt.*

Im Folgenden erkläre ich Ihnen einige einfache Übungen, wie Sie Ihre Atemenergie besser nutzen können. Sie werden lernen, Körper und Geist in jeder Situation zu entspannen. Anfangs ist das mit etwas Anstrengung verbunden, aber schon bald werden Sie ganz automatisch »chinesisch« atmen.

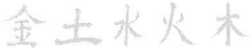

Zuvor einige praktische Tips

Um besser atmen zu können, muß man seinen Gürtel oder die Hose, den Rock oder jedes andere, die Taille beengende Kleidungsstück, etwas lockern.

Im Gegensatz zum Essen, das bewußtes Tun voraussetzt, ist Atmung ein Reflex. Jeder von uns hat daher seinen eigenen Atemrhythmus. Man sollte nie versuchen, diesen bewußt zu verändern, sondern mit dem natürlichen Rhythmus arbeiten.

Man atmet immer durch die Nase – langsam und *leise* – und atmet auch genauso wieder aus.

Atemübung Nr. 1

Atmen Sie langsam durch die Nase ein und stellen Sie sich dabei bildlich vor, wie die Luft über die Nase eindringt, die Luftröhre hinunter strömt und dann die Lungen füllt. Stellen Sie sich weiter vor, wie sie dann Ihren Bauchraum durchströmt und zu Ihren Gliedmaßen gelangt, bis hin zu den Finger- und Zehenspitzen.

Verfolgen Sie beim Ausatmen den umgekehrten Weg der Luft, von den Extremitäten Ihres Körpers die Wirbelsäule hinauf bis zu Ihrem Kopf, bis sie über die Nase wieder ausgeatmet wird.

Schultern und Kiefer sollten entspannt sein. Die Zunge muß während der ganzen Übung den Gaumen direkt hinter den Zähnen berühren.

Machen Sie diese Übung täglich ca. 5–10 Minuten lang.

Sie können die Übung in jeder Position und überall durchführen, vorausgesetzt, Sie machen es sich bequem und öffnen gegebenenfalls diskret ihren Gürtel, um das Fließen von Luft und Energie zu erleichtern.

> *Neben der optimalen Aufnahme der Energie aus der Luft besteht*
> *ein weiteres Ziel der Atemübung darin, tiefe Ruhe und Frieden zu empfinden*
> *und Streß abzubauen.*

Atemübung Nr. 2

Diese Übung beruht auf einem von Lao-tse entdecktem Prinzip. Das Ausatmen (Yin) sollte idealerweise doppelt so lange dauern wie das Einatmen (Yang), damit die vom Körper produzierten Abfälle optimal abgeatmet werden können.

Legen Sie sich bequem auf den Rücken. Die Arme sind seitlich am Körper entlang ausgestreckt. Geben Sie ein kleines Kissen unter Ihre Knie, damit die Wirbelsäule flach am Boden aufliegt. Öffnen Sie Ihren Gürtel und die Hose oder den Rock.

Atmen Sie tief aus und hören Sie sich dann zu, wie Sie wieder einatmen. Nehmen Sie Ihren natürlichen Atemrhythmus bewußt wahr und lassen Sie ihn tief auf sich einwirken. Ihr Bauchraum soll sich bei jedem Einatmen aufblähen.

Legen Sie die rechte Hand in Höhe des Solarplexus auf Ihren Bauch (direkt oberhalb des Nabels).

Dann gehen Sie zu dem von Lao-tse empfohlenen Atemzyklus über, ohne dabei Ihren eigenen Rhythmus aufzugeben. Atmen Sie auf 3 Takte durch die Nase ein und dann – immer noch durch die Nase – auf 6 Takte wieder aus. Atmen Sie ganz tief aus.

Spüren Sie, wie Sie tiefe Ruhe erfüllt.

Sollte Ihnen der 3/6 Rhythmus nicht zusagen – vor allem wenn Sie das Gefühl haben, außer Atem zu sein – dann wechseln Sie zu einem schnelleren Rhythmus mit einer Einatemphase von 2 Takten und einer Ausatmung auf 4 Takte. Oder Sie gehen zu einem langsameren Atemrhythmus über.

Setzen Sie diese Übung so lange fort, bis Sie sich wieder richtig wohl fühlen und Ihre Mitte wiedergefunden haben.

> *Diese Bauchatmung ist sehr entspannend.*

Übung, um die Energie zu den Füßen absinken zu lassen[1]

Die Füße stellen den Kontakt zwischen dem Körper des Menschen und der Erde her. Sie sind der Mittler im Austausch zwischen den himmlischen und irdischen Energien. Die Übung hilft, die Energie zu den Füßen zu leiten, und ist deshalb ausgesprochen wichtig, denn gute Energiezirkulation bedeutet Ausgeglichenheit. Damit hilft die Übung auch, Gelüste unter Kontrolle zu halten.

Stellen Sie sich aufrecht hin. Die Füße sind parallel und etwa eine Schulterbreite auseinander. Die Fußspitzen zeigen leicht nach innen. Ziehen Sie die Zehenspitzen an, um das Fußgewölbe etwas zu vergrößern. Sie stehen aufrecht aber locker; der Blick ist in die Ferne gerichtet oder Sie halten die Augen geschlossen. Oberhalb der Taille ist Ihr Körper locker und entspannt, unterhalb der Taille ist er straff und angespannt. Stellen Sie sich vor, daß 70 Prozent Ihres Körpergewichtes unterhalb der Gürtellinie liegen. Lassen Sie Ihre Arme locker seitlich herabhängen, die Handflächen zeigen nach hinten.

---

[1] Auszug aus dem Buch *Les Exercises secrets des moines taoïstes* (Die geheimen Übungen der taoistischen Mönche) von Kim Tawm (Verlag Ed. de la Maisnie)

Konzentrieren Sie sich auf den leeren Raum, der sich unter Ihrem Fußgewölbe gebildet hat (die Chinesen nennen ihn den *iongtsiuann*-Punkt). Krallen Sie sich mit den Zehen am Boden fest, so als wollten Sie die Erdenergie durch den Hohlraum unter Ihrem Fußgewölbe ansaugen.

Atmen Sie durch die Nase und heben Sie dabei langsam die Arme, bis Sie sie horizontal halten. Die Bewegung ist fließend, Ihre Hände sind locker und leicht angewinkelt. Erst ganz am Schluß der Aufwärtsbewegung der Arme erreichen auch die Hände die Horizontale. Achten Sie darauf, daß Sie Ihre Arme nie über die Horizontale hinaus anheben, denn dann würden Sie die Energie nach oben leiten und nicht nach unten.

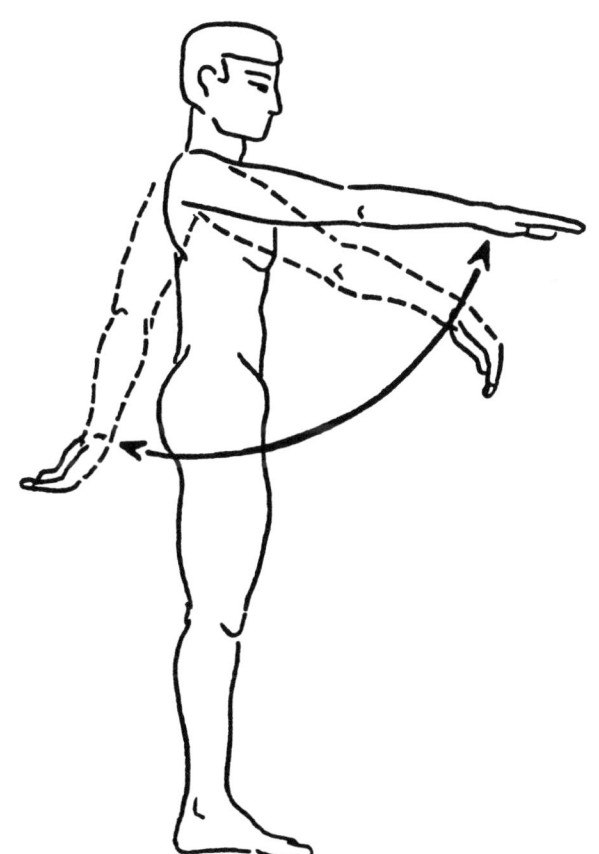

Atmen Sie aus, senken Sie dabei Ihre Arme und führen Sie sie langsam soweit wie möglich nach hinten. *Erzwingen Sie nichts* und verkrampfen Sie sich nicht im Rücken. Während der Bewegung folgen Ihre Hände sanft in Verlängerung der Arme. Winkeln Sie Ihre Hände am Ende der Bewegung so an, daß Ihre Handflächen nach oben Richtung Himmel zeigen.

Führen Sie Ihre Arme nach dem Ausatmen wieder nach unten und atmen Sie dabei wieder ein.

Atmen Sie in Ihrem eigenen Rhythmus regelmäßig ein und aus. Halten Sie nie die Luft an, sondern atmen Sie ohne Unterbrechung ein oder aus. Denken Sie daran, Ihre Atmung soll die Arme führen und nicht umgekehrt. Atmen Sie ganz natürlich.

Machen Sie diese Übung anfangs 200mal täglich. Keine Panik! Das scheint aufwendig zu sein, aber eigentlich müssen Sie nur ruhig und langsam 200mal ohne Unterbrechung atmen!

Sie können auch die 200 Atemübungen auf 4–6 Übungseinheiten

Übung, um die Energie zu den Füßen absinken zu lassen

über den Tag verteilen. Um aber den vollen Nutzen aus der Übung zu ziehen, *müssen Sie sie täglich machen.* Nach und nach können Sie mehr Übungen machen, bis Sie schließlich idealerweise 1000 Bewegungen pro Tag machen. Achtung: Sie dürfen davon auf keinen Fall müde werden oder außer Atem kommen. Erhöhen Sie die Anzahl der Bewegungen ganz langsam und in Ihrem eigenen Tempo.

Während der ersten Übungen wird Ihnen möglicherweise etwas schwindlig werden. Das ist ganz normal und kein Grund zur Sorge. Bei dieser Art der Atmung kann es leicht zu einer Sauerstoffübersättigung kommen. Unterbrechen Sie die Übung dann – vorübergehend – und lassen Sie sich nur ja nicht entmutigen! Dieses kleine und völlig ungefährliche Gefühl des Unwohlseins geht vorbei, sobald Sie etwas mehr trainiert sind.

Während der ersten Übungen ist es auch möglich, daß sich Ihre Hände kalt anfühlen. Das bedeutet, daß Sie nicht genügend mit dem Boden »verwurzelt« sind und Ihr Oberkörper nicht elastisch genug ist. Konzentrieren Sie sich auf Ihre Füße und alles wird in Ordnung kommen.

Möglicherweise gähnen Sie auch. Auch das ist eine völlig normale Reaktion und bedeutet lediglich, daß Ihr Zwerchfell locker wird. Gähnen Sie, aber unterbrechen Sie die Übung nicht.

Diese Übung ist hervorragend geeignet, um die Mitte wiederzufinden, aber sie ist auch gut gegen Streß und Sorgen.

Natürlich gibt es in der chinesischen Medizin auch Übungen, die besonders zum Abnehmen geeignet sind. Sie haben immer eines gemeinsam: das Harmonisieren der Energien.

Spezielle Übungen, um Übergewicht[1] abzubauen

Für den ganzen Körper

Erste Übung

Stellen Sie sich mit dem Rücken so an die Wand, daß Ihre Fersen, das Gesäß, der Schulterbereich und der Hinterkopf die Wand berühren. Lassen Sie die Hände am Körper herabhängen.

---

[1] Auszüge aus *Les Exercises internes* (Innere Übungen) von Dr. Stephen T. Chang (SIP Verlag)

Atmen Sie durch die Nase und strecken Sie den Körper nach oben. Ziehen Sie dabei den Bauch möglichst fest ein und strecken Sie die Brust so weit wie möglich raus. Ihre Arme bleiben ganz entspannt. Sie sollten das Gefühl haben, daß Ihre Schultern breiter werden und fest gegen die Wand gepreßt sind. Achten Sie darauf, daß die Hüfte nicht nach vorne kippt, denn dann würden Sie die Nierenregion einengen.
Atmen Sie dann so schnell wie möglich die ganze Luft durch den Mund aus und strecken Sie dabei den Bauch wieder raus. Wenn Sie die Übung richtig machen, müßten Sie spüren, wie sich Ihr ganzer Körper anspannt.
Wiederholen Sie diese Übung 7- bis 12mal.
Wenn Sie fleißig üben, werden sich die Muskeln Ihrer Körpermitte straffen und kräftigen … und Ihr Bauch wird flacher.

Zweite Übung

Gehen Sie von der Wand weg und stellen Sie sich auf die Zehenspitzen. Ihre Wirbelsäule ist ganz gerade und die Bauchmuskulatur angespannt. Gehen Sie dann langsam in die Hocke – die Knie bleiben zusammen –, so als wollten Sie sich auf einen Stuhl setzen. Strecken Sie die Arme waagrecht nach vorne, damit Sie das Gleichgewicht halten können, und konzentrieren Sie sich. Bleiben Sie in dieser Position für 10 bis 20 Sekunden, falls möglich auch länger. Am Anfang wird es Ihnen nicht gelingen, den Rücken gerade zu halten und gleichzeitig die Fersen weit nach oben anzuheben. Nach einiger Zeit werden Sie aber in der Lage sein, die optimale Haltung einzunehmen: die Füße fast parallel zur Wand, die Oberschenkel parallel zum Boden, der Rücken ganz gerade. Achten Sie darauf, daß die Bauchmuskeln angespannt sind, damit die Hüfte nicht nach vorne kippt und die Nieren einengt.

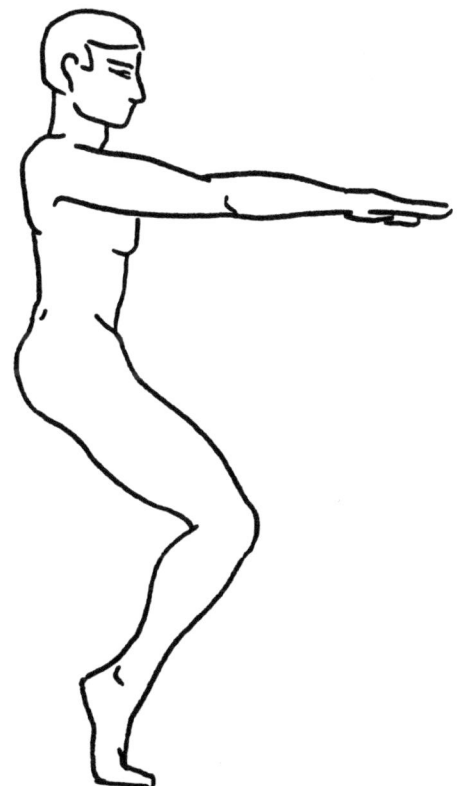

Übung, um Übergewicht abzubauen

Diese relativ umfassende Übung stärkt und strafft die Oberschenkel- und Wadenmuskulatur, Kniegelenke, Fesseln und die gesamte Bauch- und Rückenmuskulatur. Sie verbessert die Blutzirkulation in den Beinen und dem ganzen Körper und wirkt sich daher günstig auf alle Probleme mit Wasseransammlungen aus.

> *Machen Sie immer beide Übungen auf einmal, da sie sich gegenseitig ergänzen und ausgleichen.*

Für den Bauch

Stellen Sie sich mit geradem Rücken hin und strecken Sie die Arme etwas über Brusthöhe vor sich aus. Atmen Sie so ein, daß sich Ihre Lungen füllen und der Brustkorb weitet.
Atmen Sie langsam aus und benutzen Sie nur die Bauchmuskulatur, um die Luft aus Ihren Lungen herauszupressen. Senken Sie die Arme während des Ausatmens langsam, bis sie seitlich am Körper anliegen, und spannen Sie die Bauchmuskulatur dabei so fest wie möglich an.
Atmen Sie ein und heben Sie die Arme wieder, bis sie etwas über Brusthöhe sind.
Machen Sie die Übung 7mal.

> *Diese Übung strafft die Bauchmuskulatur und verbessert Ihre Haltung. Sie fördert auch eine ausgeglichene Darmtätigkeit und stärkt die inneren Organe im Bauchraum.*

Mein Tip: Trinken Sie täglich etwas heißes Wasser vor den Übungen, dann fallen sie Ihnen leichter. Heißes Wasser regt die Speichelproduktion an, und der Speichel spielt eine Rolle beim Freisetzen von Energie und beim Abnehmen. Er ist insgesamt wichtig für die Körperform, da er zum Milz-Pankreas-Magen-System gehört, also zum Erdelement.

JEDEN AUTOMATISMUS UNTERDRÜCKEN

Wir alle haben eine Vielzahl von Automatismen, von gewohnheitsmäßigen Reaktionen. Wenn wir sie durchbrechen wollen, müssen wir sie zunächst bewußt erkennen. Die wichtigsten Automatismen haben mit der Gestik zu tun, daher müssen wir unbedingt Haltung und Gesten bewußt wahrnehmen, bevor wir lernen können, wie wir die Automatismen und damit auch *uns* besser beherrschen.

Die eigene Haltung bewußt wahrnehmen

Ein chinesisches Sprichwort sagt: »Zerstreut leben ist kein Leben.« Das bedeutet nichts anderes, als daß man sich jeder einzelnen Geste bewußt sein muß, um sie mit Leben zu erfüllen. Nur so lebt man wirklich.

Fangen Sie mit Ihrer Haltung an. Erfassen Sie Ihren Körperbau, stellen Sie ihn sich bildlich vor. Die Wirbelsäule ist die Achse des Lebens. Erkennen Sie die zentrale Rolle der Wirbelsäule.

Wußten Sie, daß Übergewicht häufig Rückenbeschwerden verursacht? Das gleiche passiert, wenn man seine Verdauungsorgane durch zuviel Essen belastet. Umgekehrt wird sich ein aufgrund von Haltungsfehlern oder krankhaften Störungen schmerzhafter Rücken negativ auf die inneren Organe auswirken.

Deshalb ist es unbedingt erforderlich, eine gute Haltung zu haben und immer gerade zu stehen. Halten Sie sich gerade, die Schultern gesenkt und leicht nach hinten geneigt, den Blick gerade nach vorn gerichtet. Vielleicht hilft es Ihnen, sich vorzustellen, daß am höchsten Punkt Ihres Kopfes ein Faden befestigt ist, an dem Sie nach oben, Richtung Himmel, gezogen werden.

Horchen Sie wieder in Ihren Körper hinein, um seine Signale zu empfangen. Er sendet Signale, wenn der Magen zu voll ist, ein ungeeignetes Nahrungsmittel ablehnt, etc. ... Respektieren Sie diese Signale. Ein Körper, dem man aufmerksam zuhört, wird seine Bedürfnisse normal zum Ausdruck bringen und nicht in Form von Übergewicht oder Krankheit.

Die Umwelt bewußt wahrnehmen

Die chinesische Medizin empfiehlt auch, seine Umwelt bewußt wahrzunehmen. Sie müssen lernen, die Energien von Farben und Klängen zu erfassen. Diese Einflüsse können sowohl beruhigend als auch schädlich wirken. Musik kann z.B. beruhigend, aber auch eine Quelle von Ärgernis sein. Sie müssen lernen, Melodien zu wählen, die Ihnen guttun, bzw. zu erkennen, ob Sie gerade das Bedürfnis haben, Musik zu hören oder ob Sie besser die ruhige Einsamkeit eines Strandes auf sich wirken lassen sollten.

Auch Farben sind eine Energiequelle. Wo die Farbe Rot dominiert, lebt man in einer wesentlich anregenderen Atmosphäre als in einer in Pastelltönen gehaltenen Wohnung.

Noch einmal: Nehmen Sie die Dinge, die Sie umgeben, ganz bewußt wahr. Nur so können Sie positiv darauf einwirken und auch sich selbst besser beherrschen lernen.

Die Beherrschung

Selbstbeherrschung ist die Grundlage eines gesunden Geistes. Wer überhaupt keine Selbstbeherrschung hat, wird zwangsläufig unter mentalen Störungen leiden. Es steht auf jeden Fall fest, daß Selbstbeherrschung und die Fähigkeit, seine Gefühle und sein Leben fest in der Hand zu haben, nicht zuletzt für die Ernährung von außerordentlicher Bedeutung sind. Beherrschung bedeutet, daß man mit Absicht etwas beginnt, es absichtlich weiterhin tut oder es willentlich ändert oder damit aufhört.

Echte Selbstbeherrschung führt nicht zu Frustration, ist am Anfang aber sicherlich anstrengend. Genauso wie Sie gelernt haben, Ihre Haltung und Ihre Umgebung so gut wie möglich selbst zu bestimmen, werden Sie lernen, Ihre Mimik, Ihre Gestik, Ihre Art zu gehen, Ihren Blick … aber auch Ihren Magen zu kontrollieren.

Hier einige Übungen, die Ihnen dabei helfen werden. Sie werden Ihre Mimik und übertriebenen Gesten bewußt wahrnehmen.

Die Gesichtsmimik kontrollieren

Stellen Sie sich vor, Ihr Gesicht strahlt Ruhe aus und zeigt nur den Hauch eines Lächelns, so wie asiatische Statuen (zum Beispiel die Buddha-Darstellungen); die Kiefermuskulatur ist entspannt.

Machen Sie diese Übung einige Minuten lang.

Machen Sie sie am besten dann, wenn noch eine andere Person da ist. Dies ist ein hervorragendes Mittel, um emotionale Spannungen bei zwischenmenschlichen Kontakten zu verhindern. Man beherrscht seinen Körper und damit auch seinen Geist.

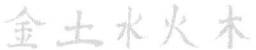

Die Gestik kontrollieren

Nehmen Sie bewußt die Bewegung wahr, die Sie machen, um einen Gegenstand, den man Ihnen hinhält, zu nehmen. Erleben Sie bewußt alle taktilen Reize, die Ihnen die Berührung des Gegenstandes verschafft. Ist er weich oder rauh? Fühlt er sich kalt an oder heiß? Wiederholen Sie diese Übung bei Tisch mit dem Glas oder Besteck. Sie werden feststellen, daß man sich nicht mehr so verhält wie vorher, wenn man seine eigenen Gesten bewußt wahrnimmt. Sie werden automatisch anders essen oder trinken.

Bewußt gehen

Konzentrieren Sie sich für einige Minuten auf das Gehen, auf alle – wie viele das doch sind! – Bewegungen, die die einzelnen Teile Ihres Körpers dabei machen (ich hebe den Fuß, bewege ihn kraftvoll nach vorne, setze ihn auf dem Boden auf, usw.).

Den Blick kontrollieren

Gewöhnen Sie sich an, die anderen anzusehen, ohne sie dabei anzustarren – aber auch nicht nur auf Ihre Füße zu schauen (z.B. in der U-Bahn oder im Bus). Lernen Sie, mit den Mitmenschen durch Blicke zu kommunizieren. Akzeptieren Sie sie in Ihrem Raum, also dem Bereich, den Sie geistig um sich schaffen. Beziehen Sie sich und Ihren Gesprächspartner mit in den Raum ein.
Mit all diesen ganz einfachen Übungen werden Sie lernen, Ihren Körper besser zu kontrollieren.
Bewußt zu entscheiden, die richtige Wahl für sich zu treffen, entsprechend der eigenen Persönlichkeit, den eigenen Besonderheiten und Möglichkeiten – und vor allen Dingen unter Berücksichtigung der Grenzen der eigenen Fähigkeiten –, ist ein wesentlicher Schritt, um sein Schicksal selber in die Hände zu nehmen. Aber es bedeutet auch Verzicht: Verzicht auf schlechte Angewohnheiten und auf die sich daraus ergebenden positiven Nebenwirkungen, wie ein Leben ohne Anstrengungen sowie Verzicht auf überholte Ideen.

AUF ÖSTLICHE WEISE ENTSPANNEN

Wenn Sie auf Streß reagieren, indem Sie schlecht und zu viel essen, dann sollten Sie lernen, besser damit umzugehen – denn heutzutage ist es fast unmöglich, Streß vollkommen aus dem Weg zu gehen. Die chinesische Medizin gibt die Antwort darauf in Form einer mathematischen Gleichung:
Bedachtsamkeit + Leichtigkeit + Lockerheit = Ausgeglichenheit

Entspannung

Wir müssen lernen, uns in allen Situationen zu entspannen – auf der Straße, bei der Arbeit … so wie die Chinesen. Es geht um Entspannung im Alltagsleben. Die Chinesen schrecken nicht davor zurück, eine Schulung oder Besprechung zu unterbrechen, um sich einige Minuten zu entspannen und dann mit neuen Kräften wieder an die Arbeit zu gehen. Genau das unterscheidet sie völlig von der westlichen Tendenz, bis zur totalen Erschöpfung zu arbeiten und später wesentlich länger zu brauchen, um die Kräfte wieder zu regenerieren.
Sie müssen eigentlich nichts anderes versuchen, als sich um ihren Geist und Körper zu kümmern und sich zu schonen und zu erholen, *bevor* Sie erschöpft sind.
Diese Selbstdisziplin wird in Asien ab der Kindheit vermittelt. Sie ist so sehr mit der Kultur verwurzelt, daß jeder Chinese im Erwachsenenalter über die unschätzbare Gabe verfügt, sich an jedem Ort und in allen Situationen zu entspannen. Um diese Technik zu beherrschen, muß man sie keineswegs im Kindesalter erlernt haben. Wer ernsthaft daran interessiert ist, wird sie sich auch später aneignen. Mit etwas Ausdauer werden auch Sie bald in der Lage sein, sich fünf Minuten zwischen zwei Terminen oder zwei Telefonaten zur Entspannung abzuzweigen oder sich vor dem Abendessen – oder wann immer Sie das Bedürfnis verspüren – eine Pause zum Streßabbau zu gönnen.
Diese Selbstdisziplin müssen Sie ständig aufbringen. Voraussetzung dafür ist, daß Sie in Ihren Körper und seinen Biorhythmus hineinhorchen können. Der Übergang von Yang (Bewegung) zu Yin (Ruhe) und umgekehrt ist von Natur aus fließend, genau wie der Übergang zwischen Tag und Nacht. Sie sollten sich z.B. unmittelbar bevor Sie ins Bett gehen weder körperlich noch geistig zu sehr anstrengen, damit Sie ruhig und schnell einschlafen können. Es nützt nichts, Entspannungstechniken zu erlernen, wenn man natürliche Gesetzmäßigkeiten nicht beachtet.

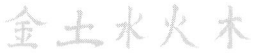

Jeder von uns ist verantwortlich dafür, wie er seinen Körper behandelt, dies ist die Urform jeder Verantwortung. Wir müssen lernen, unseren Körper wie die Chinesen »als Geschenk des Himmels« zu betrachten und ihn entsprechend pfleglich behandeln.
Hier folgen einige einfache Entspannungsübungen:

Grundübung

Ziehen Sie die Schuhe aus und setzen Sie sich auf einen Stuhl, den Körper fest gegen die Rückenlehne gestützt und mit aufrechter Kopfhaltung.
Ihre Schultern sind locker und fallen herab. Vermeiden Sie jede Anspannung im Nacken- und Rückenbereich.
Die Füße stehen flach auf dem Boden, die Beine sind parallel und etwas auseinander.
Ihre Hände sind offen, entspannt, liegen übereinander und die Handflächen zeigen nach oben zum Licht (Yang). Die Daumenspitzen berühren sich und »schließen den Kreis«, damit keine Energie verlorengeht.
Ihr Mund ist geschlossen, Ihre Kiefermuskulatur entspannt. Die Zungenspitze berührt den Gaumen (hinter den Zähnen).
Schließen Sie die Augen und atmen Sie langsam, in Ihrem eigenen Rhythmus. Bleiben Sie ganz ruhig sitzen und lauschen Sie Ihrem Atem. Spüren Sie die Energie zwischen Ihren Daumen. Bemühen Sie sich auch hier, unterhalb der Taille schwer und oberhalb der Taille leicht zu sein.

Die Übung »Füße gegen die Wand«

Suchen Sie sich einen ruhigen Platz, ziehen Sie die Schuhe aus, lockern Sie Gürtel und Hose oder Rock.
Legen Sie sich auf den Rücken, das Gesäß ist ca. 60 cm von der Wand entfernt, und winkeln Sie die Beine an. Ihr Rücken muß gerade sein, Sie dürfen kein Hohlkreuz machen. Nicht verkrampfen! Ihre Arme und Schultern sind locker. Stützen Sie die Füße flach gegen die Wand, so daß Ihre Kniegelenke etwa einen 90-Grad-Winkel bilden.
Schließen Sie die Augen und atmen Sie langsam. Legen Sie ein Tuch über die Augen, wenn Sie sich nicht entspannen können. Bleiben Sie mindestens 15 Minuten in dieser Position. Sie können bei dieser Übung auch ruhige Entspannungsmusik hören.
Diese Übung ist wunderbar entspannend und vertreibt die Müdigkeit aus dem unteren Teil Ihres Körpers. Außerdem wird auch der venöse Rückfluß des Blutes in Ihren Beinen verbessert, was insbesondere für Frauen sehr gut ist, die unter Kreislaufproblemen leiden. Machen Sie diese Übung ruhig regelmäßig, wann immer Sie können, oder bevor Sie abends ausgehen.

Übung: »Füße gegen die Wand«

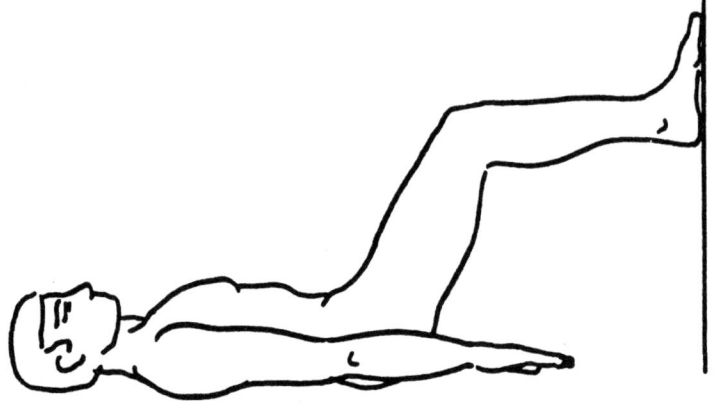

Die »Atmung über die Knochen«[1]

Diese taoistische Körperübung bringt totale Entspannung von Körper und Geist.
Legen Sie sich auf den Rücken, die Beine leicht auseinandergegrätscht, die Arme seitlich am Körper entlang ausgestreckt, die Handflächen zeigen nach oben zum Himmel. Sie sollten die ganze Schwere Ihres Körpers auf dem Boden fühlen. Entspannen Sie die Muskeln so gut wie möglich.
Schließen Sie die Augen und lassen Sie Ihre Atmung regelmäßig werden. Stellen Sie sich beim Einatmen vor, daß sich frische, saubere Luft voller Energie und Vitalität in Ihrem Körper ausbreitet. Beim Ausatmen fühlen Sie, wie alle Gifte und Verunreinigungen aus Ihrem Körper entweichen.
Beim Einatmen kommt die Luft über Ihre Zehen in den Körper und strömt an den Knochen eines Beines entlang hinauf bis zur Brust. Beim Ausatmen folgt die Luft dem umgekehrten Weg. Machen Sie diese Übung 3mal für jedes Bein.
Dann stellen Sie sich vor, wie die Luft über Ihre Fingerspitzen in den Körper gelangt und in einem Arm hinaufströmt bis zur Brust und dann weiter in Ihren Kopf. Wiederholen Sie diese Übung 3mal für jeden Arm.
Verbinden Sie dann die Atmung über die Arme mit der Atmung über die Beine (beide Arme und Beine gleichzeitig). Am Anfang wird Ihnen diese dritte Phase schwer erschei-

---

[1]   Auszüge aus *Le Livre des Exercises internes* (Buch der inneren Übungen) von Dr. Stephen T. Chang (SIP Verlag)

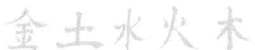

nen, weil sie mehr Konzentration erfordert. Lassen Sie sich aber nicht entmutigen. Mit etwas Übung werden Sie diese dritte Übung zur »Atmung über die Knochen« perfekt beherrschen.

Am besten machen Sie diese Übung jeden Tag. Wenn Sie keine Möglichkeit haben, sich hinzulegen, können Sie diese Übung auch im Sitzen machen. Sie sollten bequem sitzen, die Wirbelsäule aufrecht, Arme und Beine sind entspannt.

All diese Entspannungsübungen sind sehr hilfreich, wenn es darum geht, Triebe oder Eßgelüste zu beherrschen. Setzen Sie die Übungen ganz gezielt ein, wenn Sie das Gefühl haben, den Mut zu verlieren oder den Boden unter den Füßen, oder wenn Sie vom Inhalt Ihres Kühlschranks wie ein Magnet angezogen werden.

Die Energien durch Meditation zur Mitte führen

Lassen Sie sich vom Begriff »Meditation« nicht verschrecken. Befreien Sie sich von überholten Ideen. Zum Meditieren brauchen Sie weder Weihrauch noch Mantras, noch den Lotussitz, lediglich ein wenig Konzentration.

Hier eine ganz einfache Übung zum Ausprobieren:

Zünden Sie eine Kerze an und setzen Sie sich davor. Sie schließen die Augen und stellen sich vor, daß Sie das goldene Licht, das durch Ihre Augenlider schimmert, einfangen und in sich aufsaugen, um es im ganzen Körper zu verteilen.

Die Kerze hilft Ihnen bei der Meditation und hat große Symbolkraft, weil sie für die Chinesen Sinnbild des Lebens ist. Zunächst flackert sie, dann brennt die Flamme hoch und klar und zum Schluß wird sie immer kleiner, bis sie nach und nach erlischt. Sie verschwindet, wenn sie ganz verbrannt ist ... genauso wie der Mensch normalerweise in hohem Alter mit Vollendung seines irdischen Lebens eines natürlichen Todes stirbt.

Mit der Meditation kann man sich wieder auf seine Mitte ausrichten, negative Gedanken vertreiben und sich konzentrieren, bevor man handelt. Nicht anders verhalten sich orientalische Künstler. Ein Kalligraph konzentriert sich lange bewegungslos, bevor er die Linien ohne Zögern mit kräftiger und sicherer Hand zieht. Der taoistische Dichter Su Shi (Song-Dynastie), der auch ein hervorragender Kalligraph und Maler war, gab folgenden Ratschlag: »Bevor man eine Bambuspflanze malt, muß man sie in sich wachsen lassen.«

Dies gilt für alle Aktivitäten ... und auch fürs Abnehmen.

Wenn es Ihnen lieber ist, können Sie sich anstelle der Kerze auch das Sonnenlicht vorstellen, das Sie durch Ihre Augenlider aufnehmen. Sobald Sie diese »Basistechnik« zur Entspannung beherrschen, versuchen Sie, mit Ihrem inneren Auge ein kleines Licht zu sehen, das in einem Organ brennt, das Sie anregen möchten. Konzentrieren Sie sich auf dieses Licht.

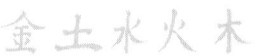

Die Energien positiv ausrichten
und dabei die Muskeln wieder aufbauen

Die folgenden Techniken haben ihren Ursprung in den Kampfkünsten. Mit ihnen kann man in Form bleiben, seine Energien positiv ausrichten, Streß abbauen, Aggressivität kanalisieren und den Muskelaufbau des Körpers fördern.
Diese Techniken verbinden verschiedene Körperübungen aus den Bereichen Gymnastik und Meditation.

Qi-gong

Qi-gong (wie »Tchi-kong« aussprechen) bedeutet wörtlich »Beherrschung der Lebensenergie« und ist eine mehrere Jahrtausende alte Technik, die darauf abzielt, die Zirkulation der Lebensenergie im Körper zu verbessern und zu steuern.
Diese sanfte Gymnastik besteht aus langsamen und sanft fließenden Bewegungen, die mit Atemtechniken verbunden werden. Wer Qi-gong praktiziert, wird ruhiger, die Bewegungen der Gelenke und Muskeln werden weicher, der Körper strafft sich.
Qi-gong ist allerdings nur dann von Nutzen, wenn es richtig erlernt wurde. Suchen Sie sich Ihren Lehrer sorgfältig aus! (Sicherlich gibt es einen Qi-gong-Verband, wo Sie entsprechende Informationen einholen können.)

Tai-chi-chuan

Diese langsame Gymnastik ist von den martialischen Künsten beeinflußt und zielt darauf ab, mit der inneren Kraft zu arbeiten. Diese Übungen sind wesentlich anstrengender, als es scheinen mag. Sie bestehen aus ganz langsamen und fließenden Bewegungsabläufen. Die ersten Sitzungen sind immer etwas entmutigend, weil man einzelne Bewegungen und die grundsätzlichen Bewegungsabläufe erlernen muß (und das ist nicht immer einfach). Erst nach diesem ersten Schritt kann man mit den echten inneren Übungen beginnen, mit Atemtechnik und Konzentration arbeiten.
Erst jetzt lernt man die streßabbauende Wirkung des Tai-chi-chuan wirklich schätzen. Gleichzeitig lernt man, besser zu atmen und damit seine Atemenergie zu optimieren. Ganz sanft wird die Muskulatur aufgebaut, und zwar im Sinne der Harmonie von Körper und Geist. Mit Tai-chi-chuan lernt man, sich ohne Gewalt zu bewegen, und das wird mit einer Umerziehung in Sachen Ernährung verbunden.
Auch hier sollten Sie auf einen qualifizierten Lehrer Wert legen. (Wenden Sie sich gegebenenfalls an den Verband des traditionellen Tai-chi-chuan.)

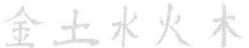

Die martialischen Künste

Auch Kampfsportarten sind ein hervorragendes Mittel, um einen besseren Muskeltonus zu bekommen und den Umgang mit Streß zu verbessern. Im Gegensatz zu den oben genannten sanften Methoden sind die martialischen Künste besser für diejenigen geeignet, die eine sportlichere Betätigung vorziehen.
Hier steht ein größeres Angebot zur Auswahl (informieren Sie sich gegebenenfalls bei den jeweiligen Verbänden):
• Judo
• Karate
• Jiu-jitsu – eine Mischung aus Judo und Karate
• Aikido – eine Kampfsportart aus Japan, die auf geschicktem Ausweichen basiert. Im Grunde genommen soll die Kraft des Gegners/Partners beim Angriff so umgelenkt werden, daß sie sich letztlich gegen ihn richtet
• Taekwondo – eine Verbindung verschiedener Kampfsportarten aus Korea
• Kung-fu Wushu – eine Verbindung aus verschiedenen Kampfsportarten und Bewegungsabläufen
• Vo dao – eine vietnamesische Technik, die sowohl sehr kämpferisch ist als auch sehr künstlerisch anmutet
• Thaiboxen – im Gegensatz zum europäischen Boxstil wird der ganze Körper eingesetzt

Dies ist lediglich eine Aufzählung der bekanntesten Kampfsportarten.

Streßabbau durch Selbstmassage: die chinesische Reflexzonen-Therapie

Den eigenen Körper zu massieren ist nicht nur streßabbauend, sondern verbessert auch den Energiefluß, was unerläßlich ist für eine gute Gesundheit und Verdauung, die Nahrungsverarbeitung durch Dünndarm und Dickdarm und alle anderen Verdauungsorgane.

Massageübungen zur Anregung des Energieflusses im ganzen Körper und zur Stärkung der Immunabwehr

Stellen Sie sich mit nacktem Oberkörper aufrecht hin. Die Schultern fallen locker herab, die Füße sind parallel, die Beine eine Schulterbreite auseinander. Schließen Sie die Augen. Atmen Sie ruhig mit Ihrem eigenen Rhythmus.
Legen Sie die Fingerspitzen von Zeigefinger, Mittelfinger und Ringfinger beider Hände so auf das obere Ende Ihres Brustbeins, daß sich die Fingerspitzen gegenüberliegen. Massie-

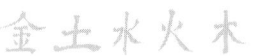

ren Sie mit Ihren Fingerspitzen in kleinen kreisenden Bewegungen vom Brustbein in gerader Linie hinunter bis zum Nabel und dann wieder hinauf zum oberen Ende des Brustbeins, wobei Sie die Drehrichtung der Kreise ändern.

Die chinesische Tradition empfiehlt, 54 Kreise bei der Abwärtsbewegung und ebenso viele bei der Aufwärtsbewegung zu machen, was ganz kleine Kreise voraussetzt.

Machen Sie diese Übung täglich.

Massageübungen für das Milz/Pankreas-System

Übung Nr. 1

Legen Sie sich mit nacktem Oberkörper auf den Rücken. Ihr Nacken und Ihre Knie ruhen auf einem kleinen Kissen.

Schließen Sie die Augen. Atmen Sie ruhig in Ihrem Rhythmus.

Legen Sie die rechte Hand flach auf Ihren Magen (d.h. in dem Bereich zwischen der untersten Rippe und dem Nabel) und legen Sie die linke Hand auf die rechte.

Beschreiben Sie mit Ihren beiden übereinanderliegenden Händen einen Kreis über dem gesamten Magenbereich. Konzentrieren Sie Ihre Gedanken auf die Milz, links neben dem Magen.

Machen Sie solange je 50 Kreise im Uhrzeigersinn, dann gegen den Uhrzeigersinn und wieder im Uhrzeigersinn, bis Sie spüren, wie dieser Bereich von Wärme durchströmt wird. Achten Sie darauf, daß Sie nur den Magen massieren. Die Kreise dürfen nicht zu groß sein, und Sie dürfen nicht über den Magenbereich hinaus massieren.

Übung Nr. 2

Legen Sie sich mit nacktem Oberkörper auf den Rücken. Ihr Nacken und Ihre Knie ruhen auf einem kleinen Kissen.

Schließen Sie die Augen. Atmen Sie ruhig in Ihrem Rhythmus.

Legen Sie die rechte Hand flach auf den Bereich unterhalb des linken Rippenbogens (d.h. den Bereich links neben dem Magen, direkt unterhalb Ihrer untersten Rippe) und legen Sie die linke Hand auf die rechte. Bewegen Sie Ihre Hände langsam den linken und rechten Rippenbogen entlang nach rechts bis zu dem Bereich unterhalb des rechten Rippenbogens (d.h. den Bereich rechts neben dem Magen, direkt unterhalb Ihrer untersten Rippe). Bewegen Sie Ihre Hände dann wieder zurück. Diese Bewegung sollten Sie mindestens 100mal machen, bis Sie spüren, daß der massierte Bereich von Wärme durchströmt ist.

Konzentrieren Sie sich auf den massierten Bereich.

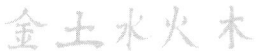

Übung Nr. 3

Setzen Sie sich mit geradem Rücken im Schneidersitz auf den Boden. Der Blick ist in die Ferne gerichtet.
Atmen Sie sanft durch die Nase und lenken Sie die Luft in Ihren Bauchraum. Blasen Sie den Bauch auf. Stellen Sie sich vor, daß diese Luft die Energie der Erde ist und gelb. Sie steigt von Ihrem Bauch weiter auf zum Magen, reinigt ihn und befreit ihn von allen Abfallstoffen und schädlichen Substanzen, die dort eventuell sein könnten.
Atmen Sie dann wieder durch den Mund solange aus, bis der Bauch ganz flach ist. Sie sollten dabei den Laut »ro« machen. Stellen Sie sich beim Ausatmen der verunreinigten Luft vor, wie Ihr Körper Abfallstoffe und Krankheiten ausstößt.
Machen Sie diese Übung 7mal. Sie ist besonders gut für alle Disharmonien des Milz/Pankreas-Magen-Systems und alle krankhaften Erscheinungen am Mund. Außerdem hilft sie, die Konzentrationsfähigkeit zu verbessern.

Für den Dickdarm

Übung Nr. 1

Legen Sie sich unbekleidet bequem auf den Rücken. Ihr Nacken und Ihre Knie ruhen jeweils auf einem kleinen Kissen.
Schließen Sie die Augen. Atmen Sie ruhig in Ihrem Rhythmus.
Legen Sie die rechte Hand direkt neben Ihrem Hüftknochen flach auf den Bauch, legen Sie die linke Hand über die rechte. Massieren Sie langsam im Uhrzeigersinn kreisend nach oben bis zum Bereich direkt unterhalb des rechten Rippenbogens, massieren Sie dann unterhalb vom rechten Rippenbogen entlang bis zum linken und dann nach unten zum linken Hüftknochen.
Wiederholen Sie diese Übung 24mal und konzentrieren Sie sich dabei in Gedanken auf den Dickdarm.
Wenn Sie unter Verstopfung leiden, sollten Sie bei dieser Übung die Hände im Uhrzeigersinn kreisen lassen. Leiden Sie unter Durchfall, sollten Sie die Hände gegen den Uhrzeigersinn kreisen lassen und beim linken Hüftknochen beginnen.

Übung Nr. 2

Legen Sie sich unbekleidet bequem auf den Rücken. Ihr Nacken und Ihre Knie ruhen auf einem kleinen Kissen.
Schließen Sie die Augen. Atmen Sie ruhig in Ihrem Rhythmus.

Reiben Sie Ihre Hände so lange gegeneinander, bis sie sich warm anfühlen.
Legen Sie Ihre rechte Hand auf den Nabel und die linke darüber. Massieren Sie in immer größer werdenden kreisenden Bewegungen im Uhrzeigersinn, bis Sie einen Kreis beschreiben, der bis zu den Rippen, den Flanken und dem Schambein reicht. Massieren Sie dann gegen den Uhrzeigersinn in immer kleiner werdenden Kreisen.
Konzentrieren Sie sich auf die Wärme, die dabei im Bauchraum entsteht, und massieren Sie solange, bis Sie diese Wärme auch innerlich spüren.

Kopfmassage

1. Übung

Legen Sie die Finger, wie auf der Abbildung gezeigt, mit leichtem Druck auf Ihren Kopf. Massieren Sie dann sanft von vorne nach hinten. Die Finger bleiben ständig in Kontakt mit der Kopfhaut.
Die Übung entspannt und regt die Blutzirkulation in der Kopfhaut an, was besonders für den Haarwuchs gut ist.

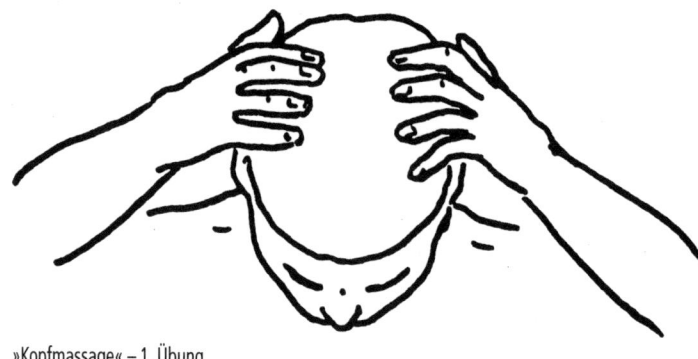

»Kopfmassage« – 1. Übung

2. Übung

Legen Sie die Hände (wie auf der folgenden Abbildung gezeigt) links und rechts flach an Ihren Kopf. Die Daumen liegen direkt am Schädelansatz in Ihrem Nacken. Drehen Sie dann Ihre Hände nach außen vom Schädel weg, so daß nur noch Ihre Daumen den Kopf berühren. Drücken Sie Ihre Daumen auf die beiden Punkte und reiben Sie die Punkte gleichzeitig.

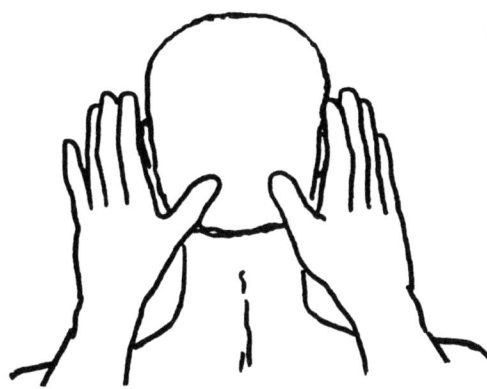

»Kopfmassage« – 2. Übung

Die Übung lockert verspannte Muskeln im Nackenbereich und wirkt dadurch auch gegen die daraus resultierenden Kopfschmerzen. Machen Sie die Übung entweder vorbeugend, wenn Sie merken, daß sie verspannt sind, oder auch wenn Sie bereits unter Kopfschmerzen leiden.

Reflexzonen-Massage an Handflächen und Fußsohlen

Diese chinesische Behandlungsform ist seit mehr als 5000 Jahren bekannt und beruht auf der Erkenntnis, daß sich sowohl an den Handflächen als auch den Fußsohlen Zonen befinden, die den Hauptorganen entsprechen. Wenn man diese Reflexzonen richtig anregt, kann man vielen Gesundheitsproblemen durch Ausgleichung von Disharmonien und durch Optimierung des Energieflusses in den betreffenden Organen vorbeugen.

Fußreflexzonen-Massage

Ein chinesisches Sprichwort sagt: »Das Lächeln kommt von den Füßen.« Dies nur als nettes Beispiel, um zu zeigen, welche Bedeutung das chinesische Volk den Füßen beimißt. Im Westen dagegen werden die Füße allzuoft vernachlässigt. Das ist ein Fehler, denn wir sollten nie vergessen, daß die Füße unsere Verbindung zur Erde sind. Und nur über diese Verbindung können wir tatsächlich gemäß unserer Bestimmung zwischen Himmel und Erde aufgespannt sein.
Deshalb sollten Sie auch nicht zögern, regelmäßig Ihre Füße zu massieren und damit Streß abzubauen. Und so wird's gemacht:

Nehmen Sie für die Fußmassage ausschließlich die Daumenkuppen her. Massieren Sie mit festem Druck vorwärts und rückwärts, so als wollten Sie die in den Reflexzonen angesammelten Abfallstoffe manuell bewegen. Die Massage sollte langsam und sanft durchgeführt werden.

Fangen Sie mit einer Massage des ganzen Fußes an. Massieren Sie entlang der Ferse nach oben zum Fußgelenk. Massieren Sie das Fußgelenk auf der Innen- und Außenseite und dann den Bereich zwischen Ferse und Achillessehne.

Streichen Sie die Ferse aus und dann die Achillessehne, indem Sie sie leicht nach hinten ziehen.

Nehmen Sie dann eine Zehe nach der anderen mit sanftem Druck in die Finger und lassen Sie sie im Gelenk kreisen.

Anschließend wird das Quergewölbe des Fußes mit massierenden Bewegungen »ausgebügelt«. Massieren Sie besonders den Bereich

- unter und vor der großen Zehe, um Entspannung und Schlaf zu fördern
- in dem der Fuß am Boden aufliegt, um den Bauch (genauer: den Solarplexus) zu entspannen
- unter dem Fußgewölbe, um Verdauung, Entspannung und besseren Energiefluß zu fördern

In diesem Zusammenhang ist es auch gut, geeignete Fußbäder zu nehmen, die ebenfalls zur Entspannung der Fußreflexzonen an der Fußsohle beitragen und damit die Energiezirkulation positiv beeinflussen.

Hier einige Rezepte für entspannende Fußbäder:

- Das einfachste: Geben Sie in eine Wanne mit heißem Wasser (38 °C) eine Handvoll grobes Meersalz und baden Sie die Füße darin.
- Sie können auch beruhigende ätherische Kräuteröle dem Wasser beigeben, wie z.B. Rosmarin-, Lavendel- und Thymianöl.

Die Chinesen schätzen es auch sehr, ihre Fußsohlen auf einem dicken, halbierten Bambusrohr hin und her gleiten zu lassen oder über einem mit kleinen Stacheln versehenem Halbrohr aus Holz oder Kunststoff abzurollen, was die Reflexzonen stimuliert und ausgesprochen entspannend ist. Denn: Wer seine Füße entspannt, entspannt den ganzen Körper.

Handmassage

Ebenso wie man die Füße massiert, sollte man auch die Hände regelmäßig massieren, um sich zu entspannen und Energieblockaden vorzubeugen. Der Ablauf der Handreflexzonen-Massage entspricht exakt dem der Fußreflexzonen-Massage.

Eine Variante dieser Behandlungsform sind die chinesischen Bao-ding Kugeln (benannt nach der Manufaktur, wo die meisten davon herstammen), die seit über einem Jahrtausend in China benutzt werden. Lange davor verwendete man bereits Nüsse, um die Hände zu entspannen.

Wenn die Kugeln auf den Handflächen hin und her gerollt werden, massieren Sie alle Reflexzonen, die den jeweiligen Organen entsprechen. Darüber hinaus muß man durchaus beweglich sein, wenn man die Kugeln mal gemeinsam in die gleiche Richtung, mal gegeneinander bewegen möchte. Deshalb fördert diese Übung auch die Beweglichkeit der Finger, trainiert die betroffene Muskulatur und beeinflußt die Blut- und Lymphzirkulation in Händen, Armen, Schultern und Nacken positiv.

In manchen Kugeln ist eine Metallkugel und ein Metallstäbchen, was bei der Bewegung einen leichten Klang gibt. Die Kugeln gehören paarweise zusammen, weil eine von ihnen einen Yin-Ton gibt, die andere einen Yang-Ton. So wird die Reflexzonentherapie mit einem Element aus der Musiktherapie verbunden.

Die chinesischen Kugeln gibt es in verschiedenen Größen. Wenn Sie bisher noch nie welche verwendet haben, dann wählen Sie am besten die kleinste Größe, um den Umgang mit ihnen leichter zu lernen. Wenn Sie dann geschickter geworden sind, sollten Sie für eine stärkere Massagewirkung größere Kugeln nehmen.

Grundübung mit Kugeln

Entspannen Sie sich und atmen Sie tief.

Nehmen Sie die Kugeln (2) in die Hand, mit der Sie geschickter sind (später versuchen Sie es dann mit der anderen). Legen Sie eine der Kugeln in die Mitte der Handfläche, die andere legen Sie zwischen Mittelfinger und Ringfinger. Die Finger sind leicht gekrümmt. Senken Sie den kleinen Finger leicht nach unten und heben Sie die anderen Finger gleichzeitig leicht nach oben. Die Kugel, die sich zwischen den Fingern befand, rollt nun zum kleinen Finger und schiebt die Kugel, die in der Mitte der Handfläche lag, zum Daumen. Der kleine Finger schiebt nun die erste Kugel zur Handfläche hin und der Daumen bewegt die andere zum Ringfinger (so daß jetzt beide Kugeln dort sind, wo sich anfangs die andere Kugel befand).

Das ist die Grundbewegung.

Um das Ganze etwas schwieriger zu machen, sollten Sie nun Zeige-, Mittel- und Ringfinger etwas stärker beugen, bis die Kugeln auf dem Weg vom Daumen bis zum kleinen Finger an ihnen entlang gleiten. Der Daumen stößt die Kugeln zum Ringfinger und der schiebt sie zurück zum Daumen. Versuchen Sie, diese Übung immer schneller zu machen, bis die Kugeln eine fließende kreisende Bewegung machen. Und dann machen Sie das Ganze in die andere Richtung!

Die Übungen können Sie überall und jederzeit machen, am Anfang aber am besten über einem Teppich oder Teppichboden. Die Übung erscheint zu Beginn schwierig, aber lassen Sie sich davon bitte nicht entmutigen. Ihre Finger werden schnell beweglicher werden. Die wahren Könner schaffen es sogar, drei Kugeln in den Händen zu bewegen, ohne daß sich die Kugeln berühren.

Die Kunst des Badens

Die asiatische Variante

Zwar konzentriert sich die chinesische Medizin vor allem auf die richtige Verwaltung und Zirkulation der Energie im Körperinneren, um jede Energieblockade zu vermeiden, die pathologische Störungen hervorrufen könnte und/oder zu Übergewicht führt, aber der äußerliche Aspekt der Dinge wird darüber keineswegs vergessen. Eine mehrere Jahrtausende alte Tradition beschäftigt sich mit der Körperpflege. In Zen-Klöstern zählt das Bad zu den drei Orten, in denen das Stillegebot des Tempels gilt. Der Mönch soll sich an diesem Ort darauf konzentrieren, sich vom jahrhundertealten Staub zu befreien, der sich im Alltagsleben leicht auf ihm ablagern kann – natürlich auch im übertragenen Sinne.
Die chinesischen Kaiserinnen hatten ein umfangreiches Protokoll zum Ablauf ihrer Bade- und Schönheitszeremonie. Sogar Konfuzius, den man wohl kaum frivoler Witze verdächtigt, meinte: »Man muß das Äußere des Körpers genauso pflegen wie das Körperinnere. Ein Tiger- oder Leopardenfell unterscheidet sich nicht von Ziege oder Schaf, wenn das Fell abgeschoren wurde.«
Die Bazare quellen noch heute über von uralten Schönheitsmitteln auf Pflanzenbasis oder zum Teil etwas überraschenden – um nicht zu sagen abstoßenden – Ingredienzen, und die Kunst des Badens ist in ganz Asien verbreitet.

Die Wohltaten des Bades

Ein heißes Bad (38 °C) erweitert die Poren und fördert daher die Ausscheidung von Giften. Es wirkt entspannend, und wenn man es abends nimmt, kann man damit eine Zäsur setzen zwischen der Arbeit des Tages und dem Abend zu Hause.
Wenn man aus dem Bad gestiegen ist, nimmt die Hitze im Körper nach und nach ab und imitiert so den natürlichen Prozeß beim Einschlafen (während des Schlafes nimmt die Körpertemperatur schrittweise ab). Aus diesem Grunde ist es am besten, wenn man ein oder zwei Stunden vor dem Einschlafen badet. Man ist herrlich entspannt und bereit für eine erholsame Nachtruhe.
Machen Sie aus Ihrer täglichen Schönheitspflege eine Ruhezeit, die dem Streßabbau gewidmet ist. Sie haben keine Zeit dazu? Schon wieder eine falsche Ausrede. Sorgen Sie dafür, daß Sie die Zeit haben. Nehmen Sie sich Zeit für sich.
Bei der Schönheitspflege sollten Sie für einen angenehmen Rahmen sorgen. Das heißt nicht, daß man einen Dekorateur braucht oder viel Geld investieren muß. Fangen Sie damit an, daß Sie hübsche, farblich abgestimmte Handtücher nehmen und eine gute Seife (die »guten alten« Seifen sind nahezu unvergleichlich, überboten werden sie lediglich von

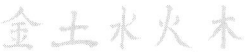

frischer Seife, die vom Block geschnitten wird – und im günstigsten Fall zur dynamischen Holzenergie zählt; man findet sie gelegentlich in Läden mit Naturkosmetik). Sorgen Sie für eine hübsche Seifenschale …, schmücken Sie den Raum mit einer Grünpflanze oder einigen Blumen. Ätherische Öle oder Badesalz sollten auch nicht vergessen werden.

Einige Beispiele für entspannende Bäder

- Werfen Sie eine Handvoll grobkörniges, unraffiniertes Salz unter das fließende Wasser, wenn Sie das Badewasser einlaufen lassen.
- Geben Sie 250 Gramm getrocknete und feingehackte Blattalgen in 1 Liter kochendes Wasser und schütten Sie diese Mischung in das heiße Badewasser.
- Füllen Sie kleine Säckchen aus Stoff oder Gaze mit grobem Salz und entspannenden aromatischen Kräutern, wie Rosmarin oder Lavendel, und legen Sie diese dann in das heiße Badewasser.
- Geben Sie Orangenblütenwasser direkt ins Badewasser.
- Geben Sie 200 Gramm Lavendelblüten oder Lindenblüten in 3 Liter kochendes Wasser. Gießen Sie das Wasser dann durch ein Tuch ab und drücken Sie das restliche Wasser aus dem Tuch heraus. Die Rückstände im Tuch, der Extrakt wird dann in ein schönes warmes Vollbad gegeben.
- Verwenden Sie wenn möglich auch Pflanzen, die gerade im Garten, im Wald oder auf dem Feld frisch gepflückt wurden, und trocknen Sie einige davon für den Winter.

Dafür müssen die Pflanzen zu kleinen Bündeln zusammengebunden werden und dann mit den Blüten nach unten in einem Zimmer ohne direkten Lichteinfall aufgehängt werden (z.B. im Speicher). Die besten Badezusätze werden aus Weißdorn oder Kamille gemacht, aus Bohnenkraut (während der Blüte geerntet) oder Engelwurz.

Besonders Frauen sollten sich angewöhnen, sich nach dem Bad oder der Dusche noch kurz kalt abzuduschen, wobei der Wasserstrahl von unten nach oben bis zum Herzen hinauf geführt wird. Das regt Blutzirkulation und venösen Rückfluß an.

Trocknen Sie sich sorgfältig ab und achten Sie dabei besonders auf Stellen, die leicht feucht bleiben (wie Zehenzwischenräume, etc.). Wenn möglich, sollten Sie sich in einem ruhigen, warmen Raum für fünf Minuten hinlegen. Im Orient wird nach dem Bad Hauskleidung angelegt. Wenn Sie nicht aus dem Haus müssen, sollten Sie dasselbe tun und weiche, fließende und bequeme Kleidung anlegen – was keineswegs Eleganz ausschließt! Es ist unbedingt nötig, daß man sich Zeit für sich nimmt, denn auch das zählt zu den notwendigen Dingen, die man für sich selber tun muß, wenn man abnehmen will.

Denken Sie auch daran, möglichst oft an die frische Luft zu gehen – das ist einfach, aber ungemein wirkungsvoll –, damit Sie wieder den Bezug zur Natur und dem Rhythmus der Jahreszeiten bekommen.

WIEDER KAUEN LERNEN

In China besteht die Kunst des Essens vor allen Dingen in der Kunst des Kauens – langsam und ohne zu sprechen. Für die Chinesen gehört langsames Essen zum guten Stil, denn wer keine Zeit hat zum Essen, hat in ihren Augen auch keine Zeit zum Leben.
Man ißt in kleinen Happen. Die Nahrung wird fast immer in Würfel oder Scheiben zerkleinert. So kann man nur geringe Mengen zum Mund führen, ruhig und elegant.
Man spricht auch nur sehr selten bei Tisch … und niemals über die Arbeit. Dieses Thema bedeutet Streß und ist daher unvereinbar mit einer ruhigen Mahlzeit.

Der Kauapparat

Der Kauapparat besteht aus den Zähnen, der Zunge und dem Speichel. Für eine gute Verdauung ist gründliches Kauen unerläßlich, auf das man sich konzentrieren muß. Das heißt keineswegs, daß man seine Mahlzeiten alleine einnehmen sollte, man muß sich lediglich auf das Essen (die Tätigkeit!) konzentrieren.
Das Kauen hat dabei eine doppelte Aufgabe: Die Nahrung wird zum einen mechanisch zerkleinert und mit Speichel vermischt, wodurch bereits eine Vorverdauung stattfinden kann; außerdem werden die Nahrungsmittel mit dem Geschmackssinn erfaßt, wodurch wir sie erst richtig genießen. Wenn die Nahrung nicht richtig gekaut wurde, muß der Magen mehr arbeiten und die Verdauung ist erschwert.
Darüber hinaus ißt man weniger, wenn man die Nahrung gut kaut, und das nicht nur, weil man die Gerichte mehr genießt. Der Kauvorgang spielt nämlich auch eine Rolle für das Sättigungsgefühl.
Und außerdem ißt man immer mehr, wenn man schnell ißt. Diese Regel ist auch umkehrbar!

Der Geschmack, das sanfte Gift

Jeder von uns hat zwischen 9000 und 10 000 Papillen im Mundraum, die über Zunge, Gaumen und Mandeln verteilt sind. Jede einzelne hat die Aufgabe, dem Gehirn sensorische Informationen – Geschmack oder Schmerz – zu übermitteln.

Die Geschmackspapillen speichern Informationen zum Geschmack eines Nahrungsmittels. Wird ein Nahrungsmittel eine gewisse Zeit lang nicht zugeführt, dann vergißt der Körper die Geschmacksinformation wieder und verlangt nicht mehr danach. Die Geschmacksinformation der Papille wird gewissermaßen »gelöscht«. Sobald allerdings auch nur die geringste Menge dieses Geschmacks wieder registriert wird, reagiert der Körper und verlangt nach mehr. Dies erklärt auch zum Teil die Schwierigkeiten nach Beendigung einer Diät.

Die weiche Gesellschaft
(die die Leute »stark« macht)

Heute könnte man sich von vakuumverpackten Nahrungsmitteln, »weichen« Lebensmittel ernähren, die oft etwas fade schmecken – portionsweise abgepackter Weichkäse, Surimi statt Fisch oder Schalentiere, industriell gefertigter »Hühnerschinken«, Fischstäbchen etc. Das wäre ein grober Fehler, denn der Mensch ist nicht dazu geschaffen, ausschließlich flüssige oder weiche Lebensmittel zu sich zu nehmen. Der Mensch ist ein Allesfresser, d.h., er braucht abwechslungsreiche Nahrung und muß diese auch kauen.

Auffällig ist, daß Menschen, die permanent zu viel essen, meist weiche Nahrung bevorzugen: Hackfleisch, Püree, Quark, usw., so als diene Essen eigentlich nur dazu, sich möglichst schnell vollzustopfen.

Dadurch wird die Kauphase umgangen, der Verdauungsapparat kann seine Aufgaben nicht wie üblich erfüllen und sabotiert seinerseits alle Etappen der normalen Nahrungsverarbeitung und die Phase des geschmacksmäßigen Erfassens der Speisen.

Wir sollten immer daran denken, daß die Freude am Geschmack erst mit dem Kauen kommt, wenn die Speisen die Papillen passieren. Die Papillen sind bekanntermaßen spezialisierte Zellen: einige erkennen die Geschmacksrichtung bitter, andere salzig etc. Wer ein Nahrungsmittel unzerkaut in einem Stück hinunterschlingt, kann deshalb auch den Geschmack nicht richtig erfassen. Was dazu führt, daß man sich langsam, aber sicher das Geschmacksempfinden ruiniert.

Genau das passiert bei Freßsüchtigen oder Bulimikern, aber in gewisser Weise auch bei denjenigen, die die Mahlzeiten durch Flüssiges ersetzen. Das Nahrungsmittel erfüllt nur noch den Zweck, den Magen zu füllen, so wie beim Menschenfresser, den wir aus den Märchen kennen und der Rinder, Schweine oder Kinder in einem Stück hinunterschlingt.

Der chinesischen Medizin mißfällt dieses Überspringen der Kauphase um so mehr, als sie der Zungendiagnose wesentliche Bedeutung beimißt. »Die Zunge ist Spiegel des Herzens«, besagt eine chinesische Weisheit. Farbe der Zunge und Beschaffenheit des Zungen-

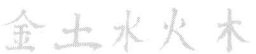

belags geben Aufschluß über Gesundheit oder Mangelzustände der fünf Organe/Funktionsorgane, die sich jeweils auf ganz bestimmten Bereichen der Zungenoberfläche manifestieren.

Das Verlangen nach weicher Nahrung kann natürlich auch ein Schritt zurück in die früheste Kindheit sein, noch vor dem Zahnen, und Hinweise auf Mangel im Kleinkindesalter liefern.

Knirschen und Freßsucht

Freßsüchtige, die die Kauphase überspringen, scheinen auch verstärkt zum Knirschen mit den Zähnen zu neigen. Bei dieser folgenschweren pathologischen Störung werden die Zähne nachts fest aufeinandergepreßt und hin- und hergerieben, was auf die Dauer zur Abnutzung von Eck- und Schneidezähnen und Zahnwurzeln führt, ja sogar zu veränderter Kiefer- und Gesichtsstellung.
Man möchte fast annehmen, daß Menschen, die die Nahrung »hinunterschlingen«, nachts eine Arbeit kompensieren, die sie tagsüber nicht geleistet haben. Knirscher reagieren erwiesenermaßen nachts Spannungen ab, die sie tagsüber in der Kaumuskulatur aufgestaut haben (der Kiefermuskulatur, die zu den stärksten Muskeln des Körpers zählt). Neben den rein physiologischen Vorteilen der Nahrungszerkleinerung sorgt gutes Kauen auch für den angenehmen Nebeneffekt, daß man sich abreagiert. Knirscher neigen übrigens dazu, auch tagsüber die Kiefermuskulatur zu verkrampfen und die Zähne zusammenzupressen.
Natürlich wird Knirschen primär vom Zahnarzt behandelt, und zwar mit einer Knirscherschiene, die die Zähne schützt. Es liegt jedoch auf der Hand, daß verbesserter Umgang mit Streß nur positive Auswirkungen haben kann.

Entspannung der Kiefermuskulatur auf chinesisch

Es handelt sich dabei weniger um eine echte Übung als vielmehr bewußtes Erkennen. Knirscher müssen lernen, auf ihre Sinneswahrnehmungen und ihren Streß zu achten. Sie müssen darauf achten, die Verkrampfung ihrer Kaumuskulatur zu kontrollieren, d.h., sobald sie diese wahrnehmen, sollten sie reflexartig mit bewußter Entspannung der Kiefermuskulatur reagieren.
Machen Sie eine kurze Entspannungspause, lockern Sie Arme und Beine und die Kiefermuskulatur. Die Zunge liegt direkt hinter den Zähnen am Gaumen an. Sie atmen ruhig mit Ihrem Rhythmus.

Wenn Sie sich so verhalten, sobald Sie merken, daß Sie die Zähne aufeinanderpressen, wird die Entspannung bald zur automatischen Reaktion, die sogar die Intensität Ihrer nächtlichen Knirschphasen positiv beeinflussen wird.

Es ist also von allergrößter Wichtigkeit, gutes Kauen wieder zu erlernen, damit man gut essen und die Speisen genießen kann. Nur so weiß man, was man wirklich ißt, und kann den gesamten Kauapparat optimal einsetzen. Essen wird zur bewußten und kontrollierten Handlung, wohingegen Hinunterschlingen ohne zwischen den Bissen Luft zu holen, eher in den Bereich primitiver Mechanismen fällt.

Übrigens: Gedankenloses Essen und Kauen wird oft schon im Kleinkindalter anerzogen. Gerade deshalb ist es ja auch so schädlich, wenn ein schreiendes kleines Kind dadurch beruhigt wird, daß man ihm etwas in den Mund steckt – egal ob Essen oder Schnuller. So wird das Kind geprägt: Es steckt irgend etwas in den Mund – mit dem alleinigen Ziel, den Mund zu füllen. Auch Zigarettenrauchen fällt in diesen Bereich der Verhaltensstörung.

DAS »GEWICHT« DER GERICHTE ERFASSEN

Wie wir gesehen haben, gibt es eine Vielzahl von Beweggründen, warum man zu viel ißt, aber im Endeffekt nimmt man immer aus demselben Grund zu: Man ißt falsch und davon zuviel. Vor jeder Abmagerungskur muß man erfassen, was man ißt, und versuchen, die dickmachenden Faktoren in seiner Ernährung ausfindig zu machen.

»Aufpassen« ist nicht genug

Das ist eine Tatsache, die Sie nie mehr vergessen dürfen! Aufpassen bedeutet halbherzige Beherrschung. Man beherrscht sich ein bißchen, aber nicht wirklich, was zu ständigem Frust führt – weil man ja trotzdem auf etwas verzichtet – und obendrein zu Schuldgefühlen, weil man genau weiß, daß man eben nur halb bei der Sache ist. Dies führt zu keinem brauchbaren Ergebnis, da die Bemühungen nur sporadisch sind.
Man läßt abwechselnd mal dieses und mal jenes »dickmachende« Nahrungsmittel (Brot, Wein etc.) weg, verbannt es aber nicht konsequent aus seiner Einkaufsliste. Es ist auch eine Möglichkeit, sich gewissermaßen von seinen Exzessen freizukaufen oder sie zu ignorieren. Kurz, es ist die Kunst, keine Diät zu machen, aber sich einzubilden, man täte es doch!
Man muß es ganz deutlich aussprechen: Einzig und allein die endgültige Umstellung der Lebensgewohnheiten zum Besseren erlaubt es, wieder mit Freude zu essen, gesund zu essen, Frisches zu essen, mit Maß und Ziel zu essen, kurzum zu essen, damit man leben und seine Lebensenergie erhalten kann.

Die Zeit der Diät:
eine Phase der Umerziehung und Besinnung

Ich glaube nicht an wundersame Schlankheitskuren, deren phänomenale Ergebnisse fast immer Auftakt zu einer erneuten, schnellen Gewichtszunahme sind. Dauerhafte Schlankheit kann nur durch umfassende Veränderung der Ernährungsgewohnheiten erzielt werden. Die große Schwierigkeit beim Abnehmen liegt darin, daß man nicht ganz mit dem Essen aufhören kann. Man kann natürlich auf Tabak, eine Droge, oder ein bestimmtes Nah-

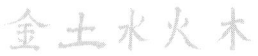

rungsmittel (z.B. Schokolade) verzichten, aber nicht auf alle Lebensmittel. Die einzige Lösung des Problems: Man muß lernen, damit umzugehen.

Viel zu viele träumen immer noch von der kleinen Pille, die dem Körper alle notwendigen Nährstoffe gibt und kein Atom zu viel … und endlich Schluß macht mit dem Problem Ernährung. Diesem Traum verdanken flüssige Substitutionspräparate für feste Nahrung sicher einen Teil ihres Erfolges. Sie erlauben es, daß man sich keine Gedanken zu seinen Ernährungsgewohnheiten machen muß und können meiner Meinung nach nur kurzfristig Abhilfe schaffen, da sie die eigentlichen Probleme nicht lösen.

Deshalb muß die Zeit der Diät eine Zeit der *Umerziehung* sein – in Sachen Geschmack, Erkennen, Auswahl – aber auch eine Zeit der inneren Einkehr. Denn eine Änderung der Ernährungsgewohnheiten setzt zwangsläufig Nachdenken über sein Gewicht und sein Leben voraus und das Erkennen der Situation.

Da man seinen Körper weniger mit irdischer Nahrung füllt, ist man auch weniger den Zwängen von Nahrung und Verdauung ausgesetzt, was Raum schafft für aktives Nachdenken. Fasten ist daher nicht nur Entbehrung, sondern bringt auch positive Nebeneffekte. Entdecken Sie diese!

Dabei wird man natürlich an Gewicht verlieren, aber vor allem lernen, anders zu essen, zu verstehen, welche Lebensmittel dick machen, und feststellen, wovon man zu viel ißt. Und man denkt über seine Ernährung nach, damit man nie wieder in die alten Fallen hineintappt.

Man muß natürlich auch verzichten, aber nur damit man später besser essen kann. Die Phase »Diät – Umerziehung – innere Einkehr« bewirkt eine allgemeine Reinigung und Gesundung der Zellen und organischen Funktionen. Danach kann man wieder von allem essen. Nahrungsaufnahme wird dann wieder zum angenehmen Vergnügen und ist nicht mehr fehlgeleitetes Verhalten – denn jeder Freßsüchtige ist besessen vom Essen und sein Sklave. Essen muß Freude bereiten, das ist ganz wesentlich.

Eine Diät darf niemals, nicht einmal für kurze Zeit, jede Freude am Essen zunichte machen. Deshalb müssen ganz normale Lebensmittel, oder besser gesagt gute Nahrungsmittel, während der Diät gegessen werden. Man sollte weder auf den appetitlichen Duft aus der Küche verzichten, wo ein gutes Gericht vor sich hin köchelt, noch auf den Geschmack eines guten Essens.

Sie müssen zugeben, es gibt eine Fülle an Köstlichkeiten, die es durchaus verdienen, daß man sich in Sachen mengenmäßiger Begrenzung etwas anstrengt … damit man weiterhin mit Freude essen kann oder wieder damit anfängt.

DIE ENTSCHEIDUNG DURCHHALTEN

Die Entscheidung

Lassen Sie sich als erstes vom Arzt untersuchen, bevor Sie anfangen. Diese Diät ist für Gesunde konzipiert.

Die Entscheidung zur Diät ist zweifellos der wichtigste Schritt beim Abnehmen. Von der Kraft, die Sie in die Entscheidung legen, hängt der gute Verlauf der Schlankheitskur ab. Schlank werden ist das Ergebnis einer Entscheidung und dasselbe gilt fürs Dick werden. Um Gewicht zu verlieren, muß man es wirklich wollen und bereit sein, einige Regeln zu beachten. Einige haben sich aufgrund von wirkungslosen Fastenkuren oder von Diäten, denen die schnelle Gewichtszunahme auf dem Fuße folgte, an permanenten Mißerfolg gewöhnt und können es gar nicht erwarten, erneut zu scheitern und damit zu beweisen, daß sie nicht abnehmen können, keinen Erfolg haben können. Man muß den Teufelskreis der Schuldgefühle durchbrechen ... aber dies setzt voraus, daß man ihm auch wirklich entkommen möchte.

Denken Sie darüber nach, warum Sie abnehmen möchten, analysieren Sie den Wunsch. Warum möchten Sie schlank werden? Für wen? Wie? Mit wem (allein oder zusammen mit jemandem)? Was sind die wirklichen Gründe?

Möchten Sie schlank werden, weil die Badesaison mit Bikinimode naht? Weil sich der Ehemann etwas zu oft nach anderen Häschen umsieht? In der – zum Scheitern verurteilten – Hoffnung, wie ein bestimmter Star oder ein Mannequin auszusehen? Um einem Ideal zu entsprechen? Weil Sie perfekt sein möchten? Wegen der Selbstbeherrschung? Um wie die anderen zu sein – wer sind diese anderen? Sie sehen, es gibt eine Fülle an falschen Beweggründen. Merken Sie sich folgendes: Dauerhaft und erfolgreich abnehmen wird man nur, weil man es für sich selber tut, weil man es wirklich möchte.

Nur Mut, spüren Sie die uneingestandenen Wünsche auf, die sich hinter Ihrem Wunsch nach Gewichtsabnahme verbergen. Es könnte z.B. das Bedürfnis danach sein, daß sich jemand um Sie kümmert, oder der Wunsch, sich einem Therapeuten anzuvertrauen, eine verdeckte Depression, geheimgehaltener Alkoholismus, ein bestimmtes Ziel, das mit dem Körper zusammenhängt, oder auch der Wunsch, den Partner zu verführen, wenn man neu verliebt ist. Widerstehen Sie der Versuchung einer Selbsttäuschung und gehen Sie Ihrem wahren Problem auf den Grund.

Ist Gewichtsreduktion tatsächlich Ihr wahres Ziel?

Sobald Sie Ihre wahren Beweggründe entdeckt haben, müssen Sie sich folgende Frage stellen:

Bin ich wirklich dazu bereit, mich von meinen Pfunden zu trennen?

Ist es der richtige Moment, um die körperliche Erscheinung zu ändern? Ein chinesisches Sprichwort sagt: »Wenn der Schüler bereit ist, erscheint der Meister.«

Wenn Ihr Kopf bereits mit einer anderen wichtigen Sache beschäftigt ist (wenn Sie z.B. beschlossen haben, mit dem Rauchen aufzuhören), dann ist es sicher nicht der richtige Moment für den Beginn einer Schlankheitskur. Es ist besser, immer nur eine Sache auf einmal zu machen. Außerdem kann man sich nur so voll und ganz auf eine Methode konzentrieren und herausfinden, ob sie funktioniert.

Möglicherweise ist man auch aufgrund von äußeren Umständen (Trauer, Krankheit, Beziehungsproblemen etc.) im Augenblick zu instabil oder unfähig, eine solche Anstrengung auf sich zu nehmen. In diesem Fall verschiebt man die Entscheidung besser.

Hüten Sie sich auch davor abzunehmen, weil Sie »müssen«, ohne es wirklich zu wollen! Künstler oder Personen, die im Licht der Öffentlichkeit stehen und im Hinblick auf einen Film, eine Galaveranstaltung oder irgendeinen Anlaß Pfunde verlieren möchten, haben einerseits eine wesentlich stärkere Motivation als Otto Normalverbraucher, aber andererseits haben sie auch nur einen einzigen Grund für die Bemühungen … und behalten die auf Kommando erzielte schlanke Figur nur selten. Dies gilt natürlich auch für die Herren, deren einziger Wunsch darin besteht, am Hochzeitstag der Tochter den Knopf am Anzug schließen zu können. Es sollte auch nicht unerwähnt bleiben, daß Personen, die aus beruflichen Gründen makellos schlank sein oder ein bestimmtes Gewicht haben müssen (Tänzerinnen, Mannequins oder Jockeys oder sogar Verkäuferinnen, die wegen ihrer schlanken Figur eingestellt wurden), ideale Opfer von Ernährungsstörungen sind … Der Kampf ums Gewicht ist besonders schmerzlich für sie, weil sie nicht unbedingt abnehmen *wollen*, sie *müssen* es.

Der Weg

Sobald Sie die Entscheidung getroffen haben, daß Sie abnehmen wollen, müssen Sie unter Berücksichtigung Ihrer Persönlichkeit die Methode wählen, die Ihnen am besten entspricht.

Lassen Sie sich nicht von allzu optimistischen Artikeln in den Zeitschriften in die Irre führen, die Ihnen phänomenale Gewichtsabnahme ohne jede Anstrengung versprechen, oder von verführerischer Werbung, die Wundermittel in Aussicht stellt.

Bleiben Sie realistisch: Ich esse falsch und zu viel, deshalb werde ich dick. Sie müssen sich darüber im klaren sein, daß Sie sich eine ernstzunehmende Aufgabe vorgenommen haben, was mit Konsequenzen verbunden ist. Wenn Sie auf Ihrem Weg von einer Therapeutin oder einem Therapeuten begleitet werden möchten, sollten Sie eine sorgfältige Wahl treffen und auch nicht davor zurückschrecken, mehrere zu konsultieren.

Der nächste – unverzichtbare – Schritt besteht darin, daß Sie sich vorstellen, wie Sie aussehen, wenn Sie abgenommen haben. Das ist sicher nicht immer einfach, weil man sich allzu leicht Träumen hingibt und seinen Kopf auf dem Körper eines Gottes oder einer Göttin sieht, der herzlich wenig mit dem eigenen Körper gemein hat!

Und denken Sie vor allem positiv! Das ist ganz wichtig, wenn Sie Ihr Wohlbefinden und Ihr Gewicht wieder in den Griff bekommen möchten. Wer zugenommen hat oder sich zu dick findet, hat oft eine sehr negative Einstellung. Deshalb ist eine positive Einstellung zum Abnehmen, zu den eigenen Entscheidungen und zur Ernährung von entscheidender Bedeutung, damit man nach und nach zu einer umfassende positiven Lebenseinstellung kommt.

Die Disziplin

Man hat sich entschieden, man hat die Mittel, um den Körper zu verändern … nun muß man Disziplin beweisen und an seinen Entscheidungen festhalten. Man braucht eine klare Vorstellung von seinem Ziel und dem Weg dorthin. Beides darf man nie aus den Augen verlieren.

Lao-tse sagte: »Eine Reise von 1000 Meilen beginnt mit einem einzigen Schritt.«

Eine Schlankheitskur ähnelt einem Hindernislauf. Zwangsläufig kommen auch entmutigende Strecken auf Sie zu. Darüber sollten Sie sich im klaren sein. Verlieren Sie also nie Ihr Endziel aus den Augen und schrecken Sie nicht davor zurück, es sich immer wieder in Erinnerung zu rufen, ganz egal wie oft das auch nötig sein wird. Sie können es auch zu Papier bringen und in Ihrer Küche aufhängen. Kämpfen Sie zäh gegen Ihre Pfunde an. Machen Sie es den Chinesen nach und gehen Sie nachsichtig mit sich um, schämen Sie sich nicht für Ihre Schwächen.

Konzentrieren Sie sich nicht auf die momentanen Probleme, wenn Sie entmutigt sind, sondern behalten Sie das langfristige Ziel im Auge. Denken Sie stets daran: Eine Diät wird nie zum Selbstzweck gemacht, und sie ist auch kein Folterinstrument, sondern eine Maßnahme, die zu einem ganz bestimmten Ziel führt.

Vergessen Sie auch nicht den Ausgangspunkt. Ich empfehle Ihnen, ein »vorher« Foto aufzubewahren, ein Bild, dem Sie nie wieder gleichsehen möchten, und es regelmäßig anzusehen, damit Sie die seit Beginn der Diät gemachten Fortschritte bewundern können. Sie könnten auch in regelmäßigen Abständen neue Fotos machen lassen, damit Sie die einzelnen Abschnitte der Schlankheitskur bildlich festhalten können … so wie Sie das auch bei der Renovierung eines Hauses tun würden! Das hilft Ihnen, den Wunsch nach Perfektion zu unterdrücken, der immer nur sieht, welche Mängel noch vorhanden sind – »das Detail,

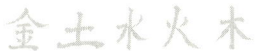

das einen umbringt« – und der jegliche Freude über die bereits gemachten Fortschritte im Keim erstickt. Ich wiederhole es: Sie müssen ehrlich mit sich sein. Fragen Sie sich, ob hinter Ihrem Wahn, stets die noch vorhandenen Mängel aufzuspüren, nicht etwa ein anderes Problem verborgen ist, z.B. der Wunsch nach Bestrafung.

Auch den unvermeidlichen Phasen, wo Sie von der Angst zerfressen werden, Sie könnten tatsächlich Erfolg haben, müssen Sie erbittert Widerstand leisten. Bei jeder Schlankheitskur kommt der Moment, wo man Angst davor hat, seine Pfunde wirklich zu verlieren und seinen wahren Körper ganz nackt zu sehen, weil er seine Fetthülle verloren hat.

Beweisen Sie, daß Sie Geduld haben und hartnäckig sind …

«Zwischen der Wurzel und dem Zweig lag die Zeit», sagt ein chinesisches Sprichwort, ähnlich dem uns bekannten Sprichwort »Rom wurde nicht an einem Tag erbaut«.

Praktische Tips

Der Erfolg einer Schlankheitskur hängt nicht zuletzt von banalen Details ab. Man muß sein Gewicht und seine Figur überwachen.

Kaufen Sie eine Präzisionswaage

Die herkömmlichen Modelle mit Nadelanzeige haben oft eine Genauigkeit von +/- 1 kg (bei älteren Modellen sogar +/- 2 kg). Das ist nicht präzise genug. Investieren Sie vor Beginn der Diät in eine Waage mit einer Genauigkeit von +/- 200 g (Preis: 80-150 DM). Man braucht kein Hochleistungsmodell mit allen Raffinessen, aber die Präzision ist wichtig. Betrachten Sie diesen Kauf als ersten Schritt zur erfolgreichen Diät.

Stellen Sie sich nicht täglich auf die Waage, weil das Gewicht nicht immer kontinuierlich abnimmt, sondern manchmal auch sprungweise. Sie geben sich dann einer trügerischen Freude hin … oder sind fälschlicherweise enttäuscht. Auf Dauer wirkt das nur demotivierend. Wenn man sich jeden Tag auf die Waage stellt, bleibt man außerdem fixiert aufs Gewicht, und genau davon müssen Sie unbedingt loskommen.

Wiegen Sie sich immer in Unterwäsche und ungefähr zum selben Zeitpunkt. Es spielt keine Rolle, ob Sie sich lieber morgens oder abends wiegen, vorausgesetzt, Sie behalten den einmal gewählten Zeitpunkt bei. Wenn Sie eine Brille tragen, dann setzen Sie sie auch beim Wiegen auf, denn wenn man sich so weit wie möglich nach vorne beugen muß, um das Urteil der Waage zu erkennen, wird auch das perfekteste Gerät zu falschen Ergebnissen kommen.

Und lassen Sie sich ja nicht dazu verleiten, ein persönliches Verhältnis zu Ihrer Waage einzugehen: Sie ist lediglich ein Meßinstrument, das dazu bestimmt ist, Ihnen bei Ihrem

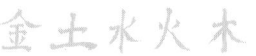

Vorhaben behilflich zu sein ... aber weder ein Folterinstrument noch ein »Auge«, das Sie verurteilt!

Investieren Sie in einen Standspiegel

Er ist absolut unerläßlich, weil Sie wieder lernen müssen, sich im Spiegel anzusehen und Ihre Figur und allgemeine Erscheinung bewußt wahrzunehmen.
Beschränken Sie sich nicht darauf, sich »in die Augen zu sehen«! Mustern Sie sich gnadenlos von Kopf bis Fuß und auch von hinten (mit Hilfe eines Handspiegels).

Kontrolle – Regelmäßigkeit – Disziplin: der Schlüssel zum Erfolg

Meine Methode ist eigentlich eine bestimmt Einstellung zum Leben und kann deshalb auch nur bei kontrollierter, regelmäßiger und disziplinierter Einhaltung zum Erfolg führen.

- Regelmäßigkeit: Die Mahlzeiten dürfen nie ausgelassen werden, sondern müssen regelmäßig eingenommen werden, denn das ganze Universum gehorcht rhythmischen Zyklen.
- Disziplin: Selbstbeherrschung, Beachtung der Anforderungen an die Körperhygiene und natürlich der Diätvorschriften.
- Kontrolle, Regelmäßigkeit und Disziplin kennzeichnen die Grundbedeutung von Verantwortung und führen zu einer Neuausrichtung der Energien: Man muß selber aktiv werden bei seiner Diät. Es gibt keine Wunderdiäten ... höchstens in unseren Träumen.

Wer zu viel und falsch ißt, wird dick, und wer zu wenig und falsch ißt, hat Hunger. Man muß seine Energien richtig ausbalancieren und lernen, mit Energien und Streß richtig umzugehen. Das sind die Grundvoraussetzungen einer erfolgreichen Gewichtsreduktion, aber das alleine reicht nicht aus. Der richtige Weg ist eine totale Umstellung der Ernährung unter Beachtung der chinesischen Energieregeln und der Fünf-Elemente-Lehre.

TEIL III

DIE TAO-DIÄT

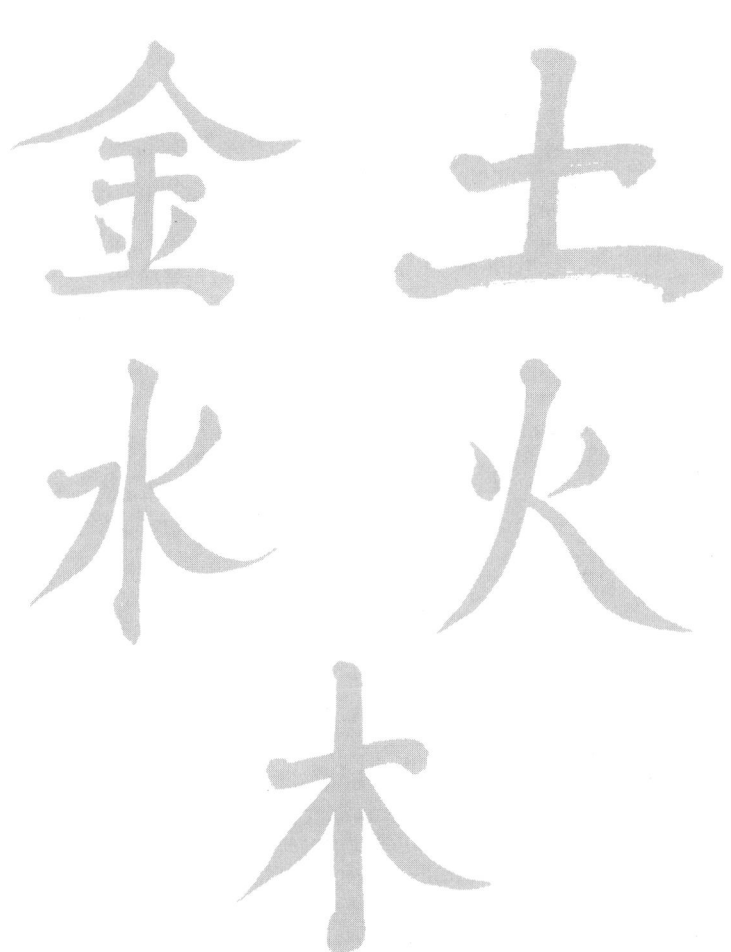

Allgemeine Grundsätze

Alle Wunderdiäten, die eine schnelle Gewichtsreduktion ohne jede Beschränkung versprechen, sind in meinen Augen nichts anderes als Vorspiegelung falscher Tatsachen. Sie nutzen schamlos die Tatsache aus, daß wir Menschen unwiderstehlich vom »Wundersamen« angezogen werden. Vergessen Sie diese Diäten ein für allemal!

Meine Diät

Der Begriff »Diät« kann in meinen Augen auch den negativen Kontext von anständigem Verhalten und Frustration haben, obwohl er eigentlich vom griechischen Wort *Diaita* abgeleitet ist, was die »Kunst zu leben« bedeutet. Und das ist genau das, was ich möchte: Ihnen eine neue Lebenskunst vermitteln.

Die chinesische Diätetik ist keine bestimmte Methode, sondern die ganz normale Ernährungsweise der Chinesen, die sie ihr ganzes Leben lang tagtäglich praktizieren. Es ist eine wirklich ganzheitliche Lebenskultur, die ich persönlich angenommen habe. Ihnen schlage ich vor, sie zu entdecken … und ebenfalls anzunehmen.

Das chinesische Modell wird unser roter Faden sein. Wir werden es im großen und ganzen beibehalten, aber es auf unsere westliche Welt übertragen. Wir müssen unsere Ernährungsweise überdenken und »auf chinesisch« neu konzipieren, aber keinesfalls die chinesische Küche übernehmen.

Leider verboten

Essen Sie kein Brot. *Das* Getreide in Asien ist weder Weizen noch Roggen, sondern Reis.

Trinken Sie keine Milch oder zumindest fast keine. Die Milch kam erst im 18. Jahrhundert mit den mongolischen Eroberern, den »Barbaren«, nach China, deren Essensgewohnheiten wenig geschätzt wurden … Auch heute noch sieht man selten Kühe in China.

Trinken Sie wenig Alkohol. Er blieb lange Zeit einer kleinen, wirtschaftlich gut gestellten Elite vorbehalten, auch wenn die Chinesen mindestens seit dem 3. Jahrtausend v. Chr. vergorene Getränke herstellen.

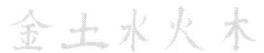

Während der ganzen Kur *sollten Sie* folgende Nahrungsmittel und Nahrungsmittelgruppen *vollständig von Ihrem Speiseplan verbannen*:

• Fette, die zugesetzt werden
• Zuckerstoffe
• stärkehaltige Produkte wie: Brot, Nudeln, Kartoffeln, Hülsenfrüchte. Beachten Sie, daß junge Erbsen trotz der trügerischen grünen Farbe auch zu den stärkehaltigen Gemüsearten zählen
• Reis
• Milch
• Käse
• alle alkoholischen Getränke, inklusive Wein und Bier. Wer es nicht schafft, ganz auf Alkohol zu verzichten, hat ein anderes Problem, das speziell behandelt werden muß

Diese ganzen Lebensmittel sind sehr nahrhaft und deshalb absolut untersagt, solange Sie Ihre überflüssigen Pfunde abbauen.
Die Gründe, warum Milch entfallen muß, sind wesentlich komplexer. Die chinesische Medizin lehrt uns, daß mit Milch auch Feuchtigkeit und Hitze in unseren Körper eindringt; auch bei uns im Westen ist bekannt, daß Milch in unserem Körper zur Schleimbildung führt. Außerdem verdaut ein großer Teil der Bevölkerung die Milch nur schlecht, was zu organischen und energetischen Disharmonien führt. Nebenbei sei bemerkt, daß der Mensch das einzige Säugetier ist, das nach dem Abstillen weiterhin Milch trinkt und außerdem das einzige, das freiwillig die Milch anderer Tierarten zu sich nimmt … und auch das einzige, das unter normalen Lebensbedingungen mit Gewichtsproblemen zu kämpfen hat!

Alkoholkonsum bleibt bei ihnen jedoch eine Ausnahme und beschränkt sich auf festliche Anlässe, vermutlich weil er sich schlecht mit den chinesischen Lebensregeln verträgt, die Essen und Gesundheitsvorsorge miteinander verbinden.
Essen Sie keine stärkehaltigen Nahrungsmittel. Was ist mit Reis? werden Sie mich fragen. Entgegen althergebrachten Vorstellungen zählt Reis zum Getreide. Reis kommt in Asien erst nach langem Wässern unter fließendem Wasser in den Kochtopf, wodurch ihm die Stärke entzogen wird, d.h. die in ihm enthaltenen Polysaccharide, die langsam ins Blut aufgenommen werden. Die Chinesen essen Reis übrigens nur in kleinen Mengen – selten mehr als eine Reisschale pro Mahlzeit.
Ich lege Ihnen sogar ans Herz, am Anfang meiner Kur auch auf den Reis zu verzichten.

Nahrungsmittel der Saison

Essen Sie die Nahrungsmittel der Saison, das ist sinnvoll und vom Geschmack her auch wesentlich besser, weil man die Früchte und Gemüse dann genießt, wenn sie optimal ausgereift sind. Und wer hat schon mitten im Winter ernsthaft Appetit auf eine Melone?

In kleine Stücke geschnittene Nahrungsmittel

Die Zutaten der chinesischen Küche sind meistens in kleine Würfel oder Scheiben geschnitten. Ursprünglich war das im chronischen Mangel an Holz oder Brennmaterial im allgemeinen begründet: Das Kochen ging schneller.
Hinzu kam der Effekt, daß viele kleine Stücke auf einem Teller oder in einer Schale optisch nach mehr aussehen und damit den Eindruck vermitteln, man habe mehr gegessen. Dieser Kunstgriff armer Länder ist so sehr in den Gepflogenheiten verankert, daß man ihn auch in Zeiten des Überflusses beibehält – und deshalb weniger ißt.
Essen auch Sie deshalb in kleine Stücke geschnittene Nahrungsmittel.

Mahlzeiten mit »Fünf Geschmacksrichtungen«

Erklärtes Ziel jeder chinesischen Mahlzeit ist es, die fünf Elemente durch die fünf Geschmacksrichtungen abzudecken, um eine optimale Ernährung zu gewährleisten. Die klassische chinesische Mahlzeit wird an einem Tisch eingenommen, auf dem in der Mitte ein Drehteller mit fünf Gerichten ist, die jeweils eine der fünf Geschmacksrichtungen repräsentieren. Die Gäste bedienen sich abwechselnd, essen von jedem Gericht und nehmen so eine perfekt ausgewogene Mahlzeit zu sich. Am Ende der Mahlzeit wird eine klare Brühe serviert, in der das Fleisch und das Geflügel – manchmal, aber seltener, auch der Fisch – gekocht wurden. Die Brühe soll Yang-Energie zuführen (das heiße Getränk), um die Verdauung der zuvor gegessenen Nahrung zu fördern (Yin).

Zum Frühstück

Nach dem Aufstehen

Beginnen Sie den Tag mit einem frisch gepreßten Saft aus Zitrusfrüchten. Das bringt den Körper in Schwung. Der Saft enthält viel Fruchtsäure und bringt deshalb Holzenergie in den Körper. Der Morgen ist die Zeit des Holzelementes.
Achten Sie darauf, daß die Orangen oder Grapefruits voll ausgereift sind. Im Winter sind Orangen besser.

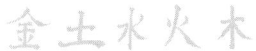

Wenn Ihre Magenschleimhaut empfindlich ist, sollten Sie morgens nichts Saures trinken, sondern einfach ein Glas Wasser.
Das erste Getränk des Tages muß Zimmertemperatur haben, es darf keinesfalls eiskalt sein.

Nach der Dusche oder Morgentoilette

Nehmen Sie nun das eigentliche Frühstück ein: ungesüßter schwarzer Kaffee oder Tee mit 2 oder 3 Stück Zwieback.

Ungesüßter Tee oder schwarzer Kaffee

Wenn Sie es wirklich nicht schaffen, den Tee oder Kaffee ungesüßt zu trinken, nehmen Sie Süßstoff statt Zucker. Sie sollten aber wissen, daß gesüßter Kaffee dem süßen Geschmack (Erde) und den entsprechenden Organen zugeordnet wird; ohne Süßstoff schmecken Tee und Kaffee bitter und nähren eher das Feuerelement. Berücksichtigen Sie das.
Falls Sie wirklich morgens nicht auf Milch verzichten können, genehmigen Sie sich einige Tropfen *Sojamilch*. Tiermilch ist absolut verboten während der Diät, auch wenn Sie normalerweise nur drei Tropfen Milch in Ihren Kaffee oder Tee geben.
Kaffeeliebhaber sollten unbedingt darauf achten, daß Sie eine gute Qualität kaufen und den Kaffee frisch mahlen. Ich persönlich empfehle Ihnen leicht bittere Mischungen.

Zwei oder drei Stück Zwieback, Kräcker, Knäckebrot (oder Vergleichbares)

Nehmen Sie, was Ihnen am besten schmeckt, vorausgesetzt, das Brot ist bereits vorgetoastet. Zwieback darf auf keinen Fall ersetzt werden durch frisch getoastetes Brot. Es ist nicht trocken genug und müßte außerdem zu Hause vorbereitet werden, was dazu verführen könnte, größere Mengen zu nehmen.
Wenn Sie möchten, können Sie Ihren Zwieback mit einer dünnen Schicht ungesüßter Konfitüre aufpeppen (die gibt's in Naturkostläden oder in der Naturkostecke im Supermarkt zu kaufen).

Die Morgensuppe: Das Allerbeste

Was die Energien und die fünf Elemente betrifft, wäre es tausendmal besser, den Tag mit einer Suppe zu beginnen, wie es die Chinesen heute noch tun und unsere Vorfahren früher getan haben. Wenn Sie experimentierfreudig sind und ein herzhaftes Frühstück nicht verabscheuen, dann machen Sie doch einen Versuch mit meinen speziellen Suppen!

Italienische Bouillon mit Ei

Zutaten:

1/4 l Rinderbrühe
(selbstgemacht oder als Brühwürfel)

1 aufgeschlagenes Ei

etwas geriebener Parmesan

Die Suppe zum Kochen bringen und in eine Suppenschale geben. Das Ei hineingeben und ständig weiterrühren, bis das Ei viele kleine Fäden in der Schale gebildet hat und gar ist. Ein wenig Parmesan auf die fertige Suppe geben.

Currysuppe mit Huhn

Zutaten:

1/4 Liter Hühnerbrühe
(selbstgemacht oder als Brühwürfel)

40 g kaltes und in Würfel geschnittenes Hühnerfleisch

1 Prise Currypulver

einige frische, von den harten Blattrippen befreite Spinatblätter

einige Korianderblätter

Die Brühe zum Kochen bringen und das gewürfelte Hühnerfleisch, den Spinat und das Currypulver hineingeben. Das Ganze 1 Minute köcheln lassen, dann in eine Suppenschale geben. Zum Schluß die grobgehackten Korianderblätter darüber streuen.

Orientalische Shrimpssuppe

Zutaten:

1/4 l Hühnerbrühe oder Gemüsebrühe (selbstgemacht oder als Brühwürfel)

40 g rosa Shrimps ohne Schale

Saft einer 1/2 Zitrone, frisch gepreßt

einige Minz- und Korianderblätter

Die Suppe zum Kochen bringen. Die Shrimps hineingeben und das Ganze 1 Minute köcheln lassen, dann in eine Suppenschale geben. Den Zitronensaft dazugießen, die Suppe mit den grobgehackten Minz- und Korianderblätter bestreuen.

Miso-Suppe

Zutaten:

1 kleine Zwiebel

1 TL Sesamöl

(oder ersatzweise Sonnenblumenöl)

1 Stange Lauch

1 Karotte

1 TL Miso

Die in Scheiben geschnittene Zwiebel in einer Pfanne anbraten, die zuvor mit einem in Sesamöl getränktem Küchentuch ausgewischt worden ist. Eine kleine Gemüsesuppe mit $1/2$ Liter Wasser, dem in Stücke geschnittenen Lauch und der in Scheiben geschnittenen Karotte zubereiten. Nicht salzen. Das Ganze muß ca. 15 Minuten kochen. Kurz vor dem Servieren 1 Teelöffel Miso pro Teller oder Suppenschale darunterrühren. Achtung: Miso darf nicht kochen!

Übrigens: Miso ist eine Paste aus vergorenen Sojabohnen und Reis. Es kommt aus Japan, kann je nach Sorte beige oder rötlich sein und ist von delikat salzigem Geschmack.

Es ist sehr reich an Vitaminen, Mineralien und Eiweiß und sehr leicht verdaulich. Kaufen können Sie es in asiatischen Lebensmittelläden oder Reformläden.

Mittagessen und Abendessen

Ihr Mittag- oder Abendessen besteht aus Variationen zum Thema Fleisch, Geflügel, Fisch, usw., – fettfrei zubereitet und mit Gemüsebeilagen nach Wahl.

Fleisch, Geflügel, Fisch, Meeresfrüchte oder Eier

Alles wird ohne Fett zubereitet, d.h. im Dampfkochtopf gedämpft, im Backofen – z.B. auch in Alufolie – gegrillt, im Topf gedünstet oder auch gebraten in einer Pfanne mit Antihaftbeschichtung, die sehr leicht mit einem in Pflanzenöl getränktem Küchentuch eingefettet werden kann.

Später kommen wir noch zu sprechen auf günstige Kochmethoden und wie Ihnen die »schlanken« Gerichte am besten gelingen.

Sie können normale Portionen essen: 1 Schnitzel, 1 Steak, 1 Fischfilet, 2 Eier, usw. *Die Lebensmittel werden nie gewogen*, damit man sich von der Fixierung auf Nahrung freimachen kann.

Fleisch, Fisch und Eier enthalten Lipide, Proteine, Mineralstoffe und Vitamine[1], was für jede Art der Aktivität (geistig wie körperlich) unerläßlich ist. Sie sind Grundlage jeder ausgewogenen Diät.

---

[1] vgl. Auflistung auf Seite 109 ff.

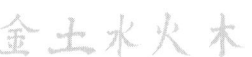

Fisch und Schalentiere sind darüber hinaus sehr reich an Kalzium, Kalium, Phosphor und Spurenelementen[1]. Eier werden nur in geringen Mengen gegessen (nicht mehr als 2mal pro Woche im Durchschnitt), weil Eigelb viel Cholesterin enthält.

Energetisch betrachtet hat rotes Fleisch mehr Yang-Energie und wärmt den Darm mehr als weißes Fleisch, das magerer und leichter verdaulich ist und mehr Yin-Energie enthält. Fisch und Schalentiere sind für die inneren Organe besser als Fleisch.

Beachten Sie bitte, daß Fisch, Schalentiere, Meeresfrüchte und Eier immer ganz frisch und von bester Qualität sein müssen.

Gemüse Ihrer Wahl

Bei grünem oder artverwandtem Gemüse (Karotten, Tomaten, Blumenkohl, etc.) sind Ihren Wünschen keine Grenzen gesetzt.

Das Gemüse wird ganz einfach mit Wasser gekocht, im Dampfkochtopf gedämpft oder normal gedünstet, mit einem Hauch Olivenöl oder Sesamöl (siehe Teil IV).

Alle Gemüse werden gekocht verzehrt, weil sie dadurch leichter verdaulich sind. (Wer regelmäßig unter Koliken leidet, darf natürlich nur die Gemüsearten essen, die er verträgt.) Gedünstetes Gemüse kann nach Belieben mit Gewürzen, Zitronensaft und einem Hauch Olivenöl verfeinert werden.

Gemüse ist reich an Vitaminen, Mineralstoffen und den für einen guten Stuhlgang unverzichtbaren Ballaststoffen. Wenn sie Bestandteil jeder Mahlzeit sind, hat man auch keine Probleme mit Verstopfung, die oft am Beginn einer Diät steht (vor allem deshalb, weil das Volumen auf dem Teller schrumpft).

Einige Gemüsesorten haben den unschätzbaren Vorteil, daß sie wirkungsvoll den Appetit stillen. Dies gilt besonders für Auberginen, Artischocken, Karotten, Sellerie, Kürbis, grüne Bohnen, weißen Rettich, Lauch und Soja.

Weil Gemüse insgesamt zur Yin-Energie gehört, gleicht es das Yang vom Fleisch aus und sorgt so für eine bessere Verdauung der Speisen.

Bringen Sie Abwechslung in Ihren Speiseplan!

Eine Umerziehung in Sachen Ernährung, die diesen Namen auch verdient, setzt voraus, daß man lernt, seinen Speiseplan abwechslungsreich zu gestalten, insbesondere unter Berücksichtigung der Jahreszeiten und der Produkte, die gerade auf dem Gemüsemarkt angeboten werden.

---

[1] vgl. Auflistung auf Seite 111 ff.

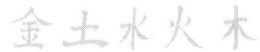

Das macht mehr Spaß und ist energetisch betrachtet wesentlich besser. Lassen Sie nicht locker, opfern Sie die Vielfalt nicht der Bequemlichkeit. Gegrillte Pute auf Brokkoli schmeckt nicht jeden Tag. Drei oder vier Gerichte sind einfach zu wenig. Lassen Sie Ihrer Phantasie freien Lauf.
Das erfolgreiche Gelingen Ihrer Schlankheitskur hängt nicht zuletzt davon ab!

Salzen Sie mit Maß

Salzen Sie Ihre Gerichte maßvoll. Salz ist Yin. Es bindet Wasser im Körper und ist deshalb für den Stoffwechsel wichtig. Aber genau aus denselben Gründen müssen Personen mit zuviel Wasser im Körper vorsichtig mit Salz umgehen.
Sie sollten am besten unraffiniertes Meersalz oder Jodsalz verwenden. Naturbelassenes Salz ist nämlich wesentlich energiereicher, weil es natürlicher ist.

Was zwischendurch untertags gegessen werden darf

Obst der Saison

Essen Sie ein normal großes Stück Obst.
Das Stück Obst können Sie auch durch ein Kompott aus Früchten der Saison ersetzen, eine gedünstete Frucht oder Obstsalat (ebenfalls aus Früchten der Saison).
Bei kleinen Früchten (Erdbeeren, Himbeeren, Pflaumen etc.) nehmen Sie eine kleine Schale voll. Wenn Ihnen Kompott oder Obstsalat lieber ist, dürfen Sie nicht mehr als das essen, was einer ganzen Frucht entsprechen würde.
Früchte sind vitamin- und mineralstoffreich und enthalten viele Spurenelemente und lösliche Ballaststoffe[1], die für die Darmschleimhaut besonders angenehm sind.

Ein Joghurt natur oder Quark natur

Die werden natürlich ohne Zucker gegessen.
Wenn Sie Quark bevorzugen, dann essen Sie eine kleine, etwa einem Becher Joghurt entsprechende Menge.
Joghurt enthält Vitamine, Kalzium und Phosphor. Er ist sehr leicht verdaulich und trägt zur Normalisierung des Stuhlgangs bei.

---

[1] vgl. Auflistung auf Seite 113

Auch wenn Sie Milch nur schlecht verdauen, werden Sie sicher keine Probleme mit Joghurt haben, weil er Bakterien enthält, die dem Darm helfen das Enzym Lactase zu produzieren, das für die Verdauung von Joghurt im Darm nötig ist. Wenn Sie trotzdem Probleme damit haben sollten, können Sie es mit Quark versuchen oder auf Sojabasis hergestelltem Joghurt.

Obst oder Joghurt werden entweder am Ende der Mahlzeit als Nachtisch oder als Zwischenmahlzeit gegen 10.00 Uhr oder 16.00 Uhr gegessen.

Früchte, die zwischen den Mahlzeiten verzehrt werden, werden um so leichter verdaut.

Was gibt's zu trinken?

Wasser: Nichts kann es ersetzen

Die chinesische Medizin bringt es auf den Punkt: Wasser ist das beste Getränk. Der Pharmakologe Li Shizhen (1518–1593) ist Autor eines wissenschaftlichen Werkes über Medikamente (*Ben Cao Gan Mu*), das als das umfassendste medizinische Werk aus dem chinesischen Mittelalter gilt. Er schrieb: »Wasser ist die Quelle, aus der jedes Wesen getränkt wird … man braucht Wasser zum Trinken.« Wir wissen, daß man ohne Nahrung ziemlich lange überleben kann, aber nicht ohne Wasser.

Trinken Sie deshalb Wasser, wann immer Sie wollen. Andererseits ist es nicht nur zwecklos, sondern energetisch sogar schädlich, wenn Sie sich zwingen, jeden Tag 3 Liter Wasser hinunterzustürzen. Das Übermaß an Feuchtigkeit und Kälte verbraucht viel zuviel Yang-Energie aus dem Organsystem Milz-Pankreas-Magen (Erde). Achten Sie ganz einfach auf die Bedürfnisse Ihres Körpers und warten Sie nicht, bis Ihr Hals ganz trocken ist, bevor Sie etwas trinken. Wenn Ihr Körper dieses Signal sendet, hat er bereits einen leichten Flüssigkeitsmangel. Flüssigkeitsmangel und Erschöpfung treten oft zusammen auf.

In der Regel brauchen Sie 1 bis 1,5 Liter Wasser pro Tag (vermutlich etwas mehr, wenn in Ihrem Büro eine Klimaanlage ist). In Deutschland ist das Wasser aus dem Wasserhahn im allgemeinen von guter Qualität und ein bestens für den täglichen Bedarf geeignetes Trinkwasser. Wenn Sie Mineralwasser bevorzugen, sollten Sie nur leicht mit Mineralstoffen angereicherte Sorten wählen und abwechselnd verschiedene Marken trinken, um die bestmögliche Mineralstoffzufuhr zu gewährleisten.

Tee

Um das Trinken abwechslungsreich zu gestalten, können Sie wie die Chinesen Wasser ab und zu durch Tee ersetzen. Der Legende nach wurde Tee ziemlich genau im Jahre 2737 v. Chr. in China vom Kaiser Chen-Nung entdeckt. Während seiner Mittagsruhe im Schatten eines Teebaumes sollen einige Teeblätter in eine Tasse mit heißem Wasser gefallen sein, die aufmerksame Diener neben ihn gestellt hatten, damit er seinen Durst beim Aufwachen stillen könne. Der Kaiser kostete das Getränk und fand so großen Gefallen daran, daß er und seine Untertanen fortan Tee tranken. Auch wenn die eigentliche Kunst der Teezubereitung eher aus Japan stammt, so haben doch zahlreiche chinesische Gelehrte dem Tee Bücher gewidmet.

Trinken Sie nicht wahllos irgendwann irgendeinen Tee. Der erste Schritt ist, auf Teebeutel zu verzichten. Dieser Tee ist meist aus minderwertigen Blättern gefertigt. Mein Tip: Kaufen Sie einen Teestrumpf. Man bekommt ihn beim Fachhändler und kann damit Tee aus Blattware zubereiten, der genau die richtige Zeit lang gezogen hat. Ein Teesieb oder Tee-Ei erfüllt den gleichen Zweck.

Das Teeangebot ist sehr vielfältig und reicht von den klassischen Teesorten wie Darjeeling, Orange Pekoe aus Ceylon und Assam-Tees bis hin zum äußerst seltenen weißen Tee des Kaisers, der so teuer ist wie Kaviar. Beim grünen Tee wurden die Blätter nur getrocknet; Schwarztees wurden je nach Sorte einem mehr oder weniger langem und aufwendigem Fermentationsprozeß unterzogen.

Man muß ja nicht gerade wie in Japan eine Zeremonie aus dem Teetrinken machen, aber Sie sollten Ihre Tasse Tee schätzen lernen und daraus ein angenehmes Ritual machen. Ein edler Tee, mit Liebe zubereitet und in hübschen Tassen serviert, ist kein Vergleich zu dem bitteren Gebräu aus den häßlichen Teebeuteln.

Denken Sie auch an den Eistee, der im Sommer so ein herrlicher Durstlöscher ist. Bereiten Sie ca. 1 Liter etwas stärkeren Tee zu, füllen Sie ihn in ein hitzebeständiges Gefäß und geben Sie 20 Eiswürfel dazu. Der Eistee wird im Kühlschrank aufbewahrt und sollte innerhalb von 24 Stunden getrunken werden.

Tee ist anregend ohne aufzuregen. Grüner Tee wirkt darüber hinaus leicht entwässernd.

Um energetisch den vollen Nutzen aus Tee zu ziehen, müssen Sie lernen, den Tee je nach Tageszeit auszuwählen. Grüner Tee hat mehr Holzenergie und wirkt anregend. Daher ist er ideal am Morgen. Wahre Liebhaber werden für das Frühstück Tees aus der »ersten Ernte« wählen, wie Darjeeling *first flush*, der natürlich mehr Holzenergie enthält. Untertags wird man dann eher zu den milderen großblättrigen Schwarztees greifen und abends zu weißen Tees, wie dem Jasmintee z.B., die noch milder sind. Da weißer Tee auch nur wenig Teein enthält, kann man problemlos einschlafen.

Chinesen trinken auch ganz einfach heißes Wasser. Probieren Sie es doch auch einmal.

Kaffee

Kaffee ist kein Getränk, sondern etwas zum Verwöhnen, deshalb darf man auch nicht zuviel davon trinken. Gönnen Sie sich maximal eine Tasse am Morgen und eine nach dem Mittagessen.

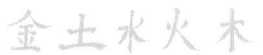

Kaffee ist anregend und deshalb wäre es unsinnig, wenn man ausgerechnet dann mengenweise Kaffee in sich hineinschüttet, wenn man daran arbeitet, ruhig und ausgeglichen zu werden. Außerdem ist man während einer Diät ohnehin leichter reizbar. Auch Kaffee darf natürlich nicht dazu mißbraucht werden, einen Mangel zu kompensieren.

Kräutertees

Machen Sie es sich zur Gewohnheit, abends einen Kräutertee zu trinken. Wie jedes heiße Getränk bringt es Yang in den Körper und hilft Yin-Nahrung zu verdauen. Sie können auch eine heiße Zitrone trinken (falls Ihr Magen das mitmacht) oder das, was man im Libanon unter »weißem Kaffee« versteht – heißes Wasser mit Orangenblütenwasser, eine Mischung, die erwiesenermaßen beruhigend wirkt.

Am besten verwenden Sie für Ihre Kräutertees Pflanzen, die Sie selber im Garten oder bei Spaziergängen gepflückt haben. Lernen Sie die Kräuter zu erkennen und zu ernten. Es wird nicht irgendein Teil der Pflanze gepflückt und auch nicht irgendwann geerntet. Und bitte keine Experimente mit unbekannten Gewächsen! Eine Pflanze muß nicht allein deshalb schon gut für die Gesundheit sein, weil sie in der Natur wächst; einige Arten sind sogar sehr giftig und nicht wenige Personen vergiften sich jedes Jahr, weil sie sich ohne hinreichende Sachkenntnis als Kräutersammler betätigt haben. Sammeln Sie ausschließlich Pflanzen, die Sie kennen und holen Sie beim geringsten Zweifel den Rat Ihres Apothekers ein.

Damit Ihre Ernte haltbar wird, müssen Sie sie zum Trocknen in der Sonne ausbreiten oder an einem trockenen und gut durchlüfteten Ort an den Stielen aufgehängt trocknen lassen. Dann müssen sie in einem luft- und lichtdichtem Behälter gelagert werden. Bewahren Sie die Pflanzen nicht zu lange auf, sonst verlieren sie ihre Wirkstoffe und energetischen Eigenschaften.

Bereiten Sie die Kräutertees entweder mit frischgepflückten Pflanzen zu – das wäre energetisch betrachtet die ideale Lösung – oder mit getrockneten Pflanzen.

- Was soll man nehmen? Die Auswahl ist groß und es ist schier unmöglich (und müßig) alle aufzulisten. Ich habe Ihnen hier meine Lieblingskräutertees aufgelistet, einige sind altbekannt, andere etwas ungewohnter.
- Eisenkrautblätter: verdauungsfördernd
- Johannisbeerblätter (schwarze Johannisbeere): reinigend
- Kamillenblüten: beruhigend
- Kerbel (frisch): reinigend
- Koriander (Körner): verdauungsfördernd
- Kümmel (Körner): verdauungsfördernd

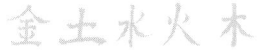

- Lindenblüten: beruhigend
- Lorbeerblätter (Gewürzlorbeer): aufbauend
- Minzblätter: beruhigend und verdauungsfördernd. Wählen Sie vorzugsweise Pfefferminze und ernten Sie die Blätter unbedingt vor der Blüte
- Rosmarin: aufbauend
- Sternanis: verdauungsfördernd
- Süßholzwurzel (getrocknet): verdauungsfördernd und gut gegen Luft im Bauch
- Wiesenschachtelhalm (getrocknete Halme): mineralstoffreich

Normalerweise wird pro Pflanze 1 Teelöffel auf 1 Tasse heißes Wasser genommen. Den Tee 5 bis 10 Minuten ziehen lassen.
Geben Sie etwas Orangenblütenwasser zu den Kräutertees, wenn Sie die beruhigende Wirkung verstärken möchten.

Jede Woche ein halber Fastentag

In allen Religionen gibt es Fastenzeiten oder eingeschränkte Fastenzeiten, angefangen mit dem Fastenritual der Druiden, der Schamanen und der buddhistischen Mönche oder – etwas mehr in unserer Nähe – dem Ramadan der Moslems bis hin zur jüdischen und christlichen Fastenzeit oder auch die mageren Tage von früher, die insgesamt 5 Monate pro Jahr ausmachten. Energetisch betrachtet fördert frugales Leben die geistige Tätigkeit, weil Yang-Energie freigesetzt wird, die nicht für die Verdauung benötigt wird. Daher scheint es mir logisch, daß eine gute Ernährungsweise auch einen halben Fastentag pro Woche bedeutet.

Meine Suppe

Meine Schlankheitskuren beginnen immer mit einer bestimmten Suppe, die dem Körper hilft, mit seiner »Umerziehung« zu beginnen, indem drastisch mit den Ernährungsgewohnheiten gebrochen wird und die Verdauungsorgane entlastet werden. Die Bouillon ist sehr reich an Vitaminen, Mineralstoffen und Spurenelementen[1], ein hervorragender Nährstoff für die Zellen und beruhigend für die Papillen.
In der Folge wird während der Diät immer die Regel gelten: eine »Suppenmahlzeit« pro Woche. Nicht mehr und nicht weniger. Es ist nicht nur zwecklos, sondern auch schädlich, voller Ehrgeiz mehrere flüssige Mahlzeiten einzunehmen, denn dann hält der Körper nur um so verbissener an seinen Pfunden fest, weil er der vermeintlichen Hungersnot begegnen möchte.

---

[1] vgl. Auflistung auf Seite 111 ff.

Die klare Gemüsesuppe

Zutaten:

- *1 Karotte (tonisierend, blutbildend, reinigend, abführend, wundheilend für die Magen- und Darmschleimhaut, entwässernd, die Gallenflüssigkeit verdünnend, Verjüngungsmittel für Haut und Gewebe und Antioxidans)*
- *1 Lauchstange (tonisierend, abführend, entwässernd und entzündungshemmend)*
- *1 weißer Rettich (nährend, mineralisierend, erfrischend und entwässernd)*
- *2 Äste Stangensellerie (mineralisierend, reinigend, entwässernd, Lunge und Leber reinigend, zur Gewichtsreduktion, Blut erneuernd)*
- *1 Tomate (erfrischend, mineralisierend, belebend, entwässernd, entgiftend, zur Harnsäureverdünnung)*
- *1 Zwiebel (heilend für die Haut, leichtes Beruhigungsmittel, entzündungshemmend, schmerzstillend, verdauungsfördernd, ausgleichende Wirkung auf die Drüsen, anregende Wirkung auf Nerven, Nieren und Leber)*
- *1 Knoblauchzehe (antiseptische Wirkung im Darmtrakt und in der Lunge, Wurmmittel, gegen Arthrose, entwässernd, Kreislauf anregend, ausgleichende Wirkung auf die Drüsen). Um jeder Verdauungsschwierigkeit und dem Knoblauchatem aus dem Weg zu gehen, sollten Sie den Keim (der grüne Trieb in der Mitte) aus der Zehe entfernen.*
- *1 Zweig Thymian (allgemein tonisierend, entwässernd, Wurmmittel)*
- *1 Blatt Gewürzlorbeer (anregend)*
- *1 Zweig Petersilie (nährend, anregend, reinigend, entgiftend und blutbildend)*

Alles Gemüse waschen, putzen und schälen. Das Gemüse und die Kräuter in 1 Liter Wasser mit etwas grobkörnigem, am besten naturbelassenem Salz geben. Das Wasser zum Kochen bringen. Alles leicht köcheln lassen, bis alles Gemüse weich und die Flüssigkeit etwas eingedickt ist.

Man trinkt nur die Suppe, d.h. das Wasser, in dem das Gemüse gekocht wurde. Ich empfehle Ihnen, dieses Halbfasten am besten abends durchzuführen. Trinken Sie den ganzen Abend lang soviel Gemüsesuppe, wie Sie möchten. Die letzte Tasse trinken Sie immer direkt vor dem Zubettgehen.

Das Gemüse können Sie am nächsten Tag als Beilage zu einem Fleischgericht verwenden.

Warum gerade diese Gemüsesuppe?

Die Suppe nährt die Energien ausreichend, da alle fünf Geschmacksrichtungen und damit die fünf Elemente abgedeckt sind.

- sauer (Tomate)
- bitter (weißer Rettich und Sellerie)
- süß (Karotte)
- scharf (Lauch, Knoblauch, Zwiebel und die Kräuter)
- salzig (das Kochwasser)

Im Sinne der chinesischen Ernährungslehre ist die Suppe eine vollwertige Mahlzeit.

Achtung: Die Tomate ist in Westeuropa das einzige Gemüse, das den sauren Geschmack abdeckt und das ganze Jahr über leicht zu bekommen ist. Bei der Tomate können wir nicht immer die natürliche Reifezeit beachten, zu der sie energiereicher ist. Hier können wir die chinesische Energieregel leider nicht immer einhalten, derzufolge man sich nur von Nahrungsmitteln der Saison ernähren darf.

Niemals eine Mahlzeit auslassen

Das ist eine absolut einzuhaltende Regel. Man kann sie nicht oft genug wiederholen.
Wenn man Mahlzeiten überspringt, nimmt man nicht ab, sondern erzielt sogar den gegenteiligen Effekt. Der Körper stellt sich auf eine Hungersnot ein, und da er darauf programmiert ist, das Überleben zu sichern, beginnt er sofort, die Nährstoffe einzulagern. Es könnte ja sein, daß er wieder auf eine Mahlzeit verzichten muß. Das wird zum Automatismus und die Pfunde bleiben drauf.
Welche Lehre ziehen wir daraus?
Je mehr man verzichtet, desto dicker wird man.
Also darf man auf keinen Fall eine Mahlzeit auslassen, um so mehr als dieses Spiel mit dem Körper und dem Appetit langfristig zu Magersucht führen kann.

BEISPIELE ZU »FÜNF-ELEMENTE-MENÜS«

Es handelt sich um westeuropäische Menüs – wir essen ja von der Philosophie her chinesisch, aber nicht von der Küche; die Menüs sind so zusammengestellt, daß jeden Tag die fünf Geschmacksrichtungen, die den fünf Elementen entsprechen, abgedeckt sind und damit jedes Yin-Organ und jedes Yang-Organ ausreichend genährt wird.

Kleines »westliches« Lexikon

Die chinesische Diätlehre basiert auf den Energien, den fünf Elementen und den fünf Geschmacksrichtungen. Unsere westliche Ernährungslehre dagegen beschäftigt sich mit anderen Themen (Kalorien, Proteine, Lipide, Kohlenhydrate, Vitamine, Spurenelemente, etc.) und diese möchte ich kurz erklären, da sie letztendlich wieder der chinesischen Klassifikation entsprechen.

Kalorien

In Kalorien wird die Energiemenge gemessen, die man dem Körper durch ein bestimmtes Nahrungsmittel zuführt. Im Grunde genommen ist das unser westliches Maß für Energie aus der Nahrung (*gu chi*).

Proteine, Kohlenhydrate und Lipide

Das sind die Nährstoffkategorien, in die Nahrungsenergie unterteilt wird.

Proteine (Eiweiße)
Sie sind der Nährstoff schlechthin und führen dem Körper die für seinen Stoffwechsel unerläßlichen Aminosäuren zu. Ohne Proteinzufuhr ist die Eiweißsynthese in unserem Körper nicht möglich und unsere Zellen sterben ab, weil sie sich nicht erneuern können. Für eine gute Eiweißzufuhr müssen die Proteine unterschiedlicher Herkunft sein (also muß man die Ernährung abwechslungsreich gestalten).

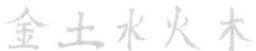

Kohlenhydrate
Das sind die verschiedenen Zucker. Es gibt zwei Kategorien von Zuckern.
Monosaccharide werden auch »schnelle« Zuckerstoffe genannt, weil sie sehr schnell in den Körperstoffwechsel aufgenommen werden. Sie können roh sein wie Melasse, naturbelassen wie Honig oder raffiniert wie weißer Zucker.
»Langsame« Zucker (Polysaccharide) oder komplexe Kohlenhydrate gehen wesentlich langsamer ins Blut über. Sie stammen vorwiegend aus stärkehaltigen Produkten wie: Brot, Nudeln, Kartoffeln, Hülsenfrüchte.

Lipide (Fette)
Das Wort »Lipide« umfaßt alle Fette, egal ob sie bei Zimmertemperatur fest sind wie Butter oder Margarine oder ob sie flüssig sind wie Öle. Lipide sind teilweise auch an andere Nährstoffe gebunden und in dieser Form in Lebensmitteln enthalten. So ist in allen tierischen und manchen pflanzlichen Produkten (z.B. Nüsse aller Art, Kokosnüsse oder Avocados) eine unterschiedliche Menge an Fetten enthalten.

Vitamine

Vitamine sind ein anderer Aspekt der Nahrungsenergie.

Vitamin A
Stärkt die Abwehrkräfte des Körpers gegen Infektionen, ist für das Sehen notwendig, beugt Nachtblindheit vor und wirkt als Antioxidans[1]. Es ist auch sehr gut für Haut, Haare und Nägel.

In der Nahrung tritt Vitamin A in zwei Formen auf:

• Retinol: in Eigelb, Butter, Leber und Lebertran
• Beta-Carotin oder Provitamin A, eine Vorstufe von Vitamin A, d.h., der Körper kann aus Beta-Carotin selber Vitamin A bilden. Es ist in Früchten und Gemüsen mit kräftiger Farbe enthalten, v.a. in Karotten – woher auch sein Name stammt –, Petersilie, Brokkoli, alle grünen und gelben Gemüse, Melonen und Aprikosen.

---

[1] Antioxidantien verhindern den durch Luftsauerstoff bedingten Zerfall der Fettsäuren im Körper und die damit verbundene Bildung von »freien Radikalen«, welche äußerst gesundheitsschädlich sind und möglicherweise den Alterungsprozeß mitverursachen. Die wichtigsten Antioxidantien sind Vitamin A, C und E, Selen, Flavonoide, die z.B. in roten Trauben enthalten sind, und Lycopin, das in rotem oder rosafarbenem Gemüse oder Früchten enthalten ist.

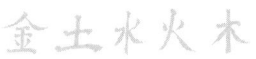

Vitamin B-Komplex
- Vitamin B1 (oder Thiamin)
ist appetitanregend, verdauungsfördernd, erhöht die Fruchtbarkeit, verbessert die Immunabwehr und die Nerven und spielt eine wichtige Rolle bei der Verarbeitung der Nährstoffe
im Stoffwechsel.
Hauptquellen: Innereien, Schweinefleisch, Eier, Vollkorngetreide, Vollkornreis, Milch

- Vitamin B2 (oder Riboflavin)
ist unerläßlich für die Verarbeitung der Nahrungsmittel im Stoffwechsel und für gesunde
Haut, Haare und Nägel.
Hauptquellen: Eier, grünes Blattgemüse, mageres Fleisch, Leber, Fisch, Milch

- Vitamin B3 (oder Niacin)
ist unerläßlich für den Fettstoffwechsel und eine gute Regulierung der Blutfettwerte und
stärkt die Immunabwehr.
Hauptquellen: Fleisch, Fisch (vor allem Thunfisch), Eier, Vollkorngetreide, Milchprodukte

- Vitamin B5 (oder Pantothensäure)
ist unerläßlich für den Fett- und Kohlehydratstoffwechsel und sehr gut für die Haut.
Hauptquellen: Eier, Innereien, Vollkornreis, Vollkorngetreide, Melasse

- Vitamin B6 (oder Pyridoxin)
trägt zum Fettstoffwechsel bei, regt die Immunabwehr an und sorgt für ruhige Nerven,
gesundes Zahnfleisch und gesunde Zähne.
Hauptquellen: Fleisch, Fisch, Eier, grünes Gemüse (v.a. grüne Bohnen und grünes Blattgemüse), Vollkorngetreide, Milch

- Vitamin B9 (oder Folsäure)
spielt eine Rolle bei der Blutbildung und Zellteilung und ist unerläßlich für die gesunde
Entwicklung des menschlichen Fetus.
Hauptquellen: grünes Blattgemüse, Brokkoli, Spargel, Innereien, Eier, Orangen, Bananen,
Hülsenfrüchte, Weizenkeime, verschiedene Nüsse

- Vitamin B12 (oder Cobalamin)
ist unverzichtbar für die Bildung der roten Blutkörperchen und ein ausgeglichenes Ner-
vensystem.
Hauptquellen: Eier, Innereien, Fleisch, Fisch, Austern, Milchprodukte

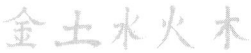

Vitamin C (oder Ascorbinsäure)

Spielt eine Rolle bei der Infektabwehr des Körpers, ist ein Antioxidans[1] und begünstigt die Kalziumaufnahme.
Hautquellen: Früchte und Gemüse, vor allem Johannisbeere, Petersilie, Kiwis, roter Paprika, Orangen, Brokkoli, Kohl und Kartoffeln

Vitamin D

ist unverzichtbar für die Kalziumaufnahme im Körper.
Hauptquellen: Eier, fetter Fisch (Makrele, Lachs, Thunfisch, Hering, Sardinen, etc.), Lebertran, Butter, Käse, Milch
Vitamin D kann der menschliche Körper auch bei Sonneneinstrahlung auf die Haut bilden.

Vitamin E (oder Tocopherol)

ist ein Antioxidans[1], fördert die Narbenbildung bei der Wundheilung und trägt zur Regulierung der Flüssigkeit des Blutes bei.
Hauptquellen: pflanzliche Öle (vor allem Olivenöl, Rapsöl oder Sonnenblumenöl), Mandeln, verschiedene Nüsse, Sonnenblumenkerne, Avocados, Spargel, Spinat und andere grüne Blattgemüse, Johannisbeeren, Brokkoli, Eier

Vitamin K

ist unerläßlich für die Blutgerinnung.
Hauptquellen: Blumenkohl, Rosenkohl, Kohl, Spinat, Erbsen und Vollkorngetreide

Mineralstoffe und Spurenelemente

Nährstoffe auf Mineralstoffbasis sind elementar für eine ausgewogene Ernährung. Mineralstoffe, die nur in winzigen Mengen im Körper vorkommen, heißen Spurenelemente (Bor, Chrom, Kobalt, Kupfer, Fluor, Jod, Mangan, Molybdän, Kalium, Selen, Silizium, Natrium, Schwefel, Zink).

---

[1] vgl. Vitamin A, Seite 109

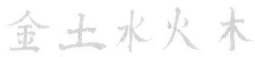

Kalzium
Kalzium ist unverzichtbar für die gesunde Entwicklung des Knochenbaus von Kindern und Jugendlichen und für die Erhaltung der Knochenstruktur bei Erwachsenen. Es spielt insbesondere eine wichtige Rolle bei der Osteoporose-Vorbeugung. Diese Erkrankung ist eine echte Plage, von der ohne vorbeugende Maßnahmen jede dritte ältere Frau betroffen ist.
Achtung: Der Körper kann Kalzium nur dann richtig absorbieren, wenn auch ausreichend Vitamin D zugeführt wird. Achten Sie darauf.
Hauptquellen: Milchprodukte (v.a. Frischkäse und Joghurt), grünes Blattgemüse, Brokkoli, kalkhaltiges Leitungswasser, Fischgräten in Konserven (wie bei Sardinen), Erdnüsse, Sonnenblumenkerne

Chlor und Natrium
Kochsalz besteht aus Chlor und Natrium (Natriumchlorid).
Diese Mineralstoffe sind unerläßlich für ein ausgewogenes Verhältnis der Körperflüssigkeiten.
Hauptquelle: Salz

Eisen
Eisen ist wesentlicher Bestandteil von Hämoglobin, dem unser Blut die rote Farbe verdankt. Es bindet Sauerstoffmoleküle, transportiert und verteilt sie im Körper.
Hauptquellen: Innereien (v.a. Leber und Nieren), rotes Fleisch, Austern, Pute, grünes Blattgemüse, Hülsenfrüchte, Nüsse, Brot
Übrigens: Popeye, der spinatessende Seemann mit den stählernen Muskeln, glaubt, daß er seine Muskeln dem Spinat zu verdanken hat – aber nur tierisches Eisen kann vom Körper vollständig aufgenommen werden.

Magnesium
Man benötigt es für einen guten Kalzium- und Kaliumstoffwechsel und eine entspannte Muskulatur.
Hauptquellen: Sojasprossen, Fleisch, Fisch, Meeresfrüchte, Feigen, Nüsse, Vollkorngetreide

Phosphor
Phosphor geht eine Bindung mit Kalzium ein und ist daher unverzichtbar, weil diese Verbindung unser Knochengerüst stärkt. Darüber hinaus spielt es beim Verstoffwechseln der Nahrungsmittel eine Rolle.
Hauptquellen: Fisch, Fleisch, Gemüse, Milchprodukte, Nüsse, Vollkorngetreide

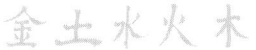

Kalium
Kalium ist der Gegenspieler von Natrium.
Hauptquellen: Früchte, Gemüse, Hefe

Ballaststoffe

Ballaststoffe führen dem Körper keine Energie zu – ihre charakteristische Eigenschaft besteht gerade darin, daß unser Körper sie weder verdauen noch absorbieren kann. Deshalb sind Ballaststoffe wichtig für einen regelmäßigen Stuhlgang.

Es gibt zwei Arten von Ballaststoffen:
* unlösliche Faserstoffe (z.B. Zellulose), die in Weizenkleie, Vollkornbrot und den holzigen Bestandteilen von Gemüse zu finden sind (Blattrippen von Salatblättern, fasrige Spargelschalen, etc.)
* lösliche Faserstoffe (z.B. Pektin), die man in frischem Gemüse, Früchten, Hülsenfrüchten, Hafer, Gerste und Apfelessig findet

Lösliche Faserstoffe sind leichter verdaulich und reizen das Kolon (Teil des Dickdarms) weniger als unlösliche Ballaststoffe. Deshalb ist es auch besser, Gemüse vor dem Verzehr zu kochen.
Sie sollten auch wissen, daß Fruchtfasern im allgemeinen den Darm weniger reizen als Gemüsefasern.

Die Menüs

Frühlings-/Sommermenüs

Mittagessen	Abendessen
Montag Gebratenes Geflügelfilet in Curry* gedünstete Karotten à la Vichy* Obst der Saison	**Montag** 2 gekochte Eier (sehr frisch) frischer Spinat mit Guerande-Salz Joghurt oder Quark
Dienstag Gegrilltes Steak grüne Bohnen mit Petersilie (und Knoblauch) Joghurt oder Quark	**Dienstag** Fischfilet im Kräutermantel (Kräuter der Saison)* Erbsen* Obst der Saison
Mittwoch Lammkotelett mit Heidekräutern Tomaten provenzalische Art* Joghurt oder Quark	**Mittwoch** Fischbällchen* Artischocken Pfirsichkompott*
Donnerstag Gebratenes Schweinskotelett mit Thymian gedünsteter Blumenkohl Joghurt oder Quark	**Donnerstag** Landhuhn mit Gartenkräutern* Gedünstetes Mangoldgemüse mit Muskat Rest des Pfirsichkompotts vom Vortag
Freitag Gedünsteter Fisch mit Estragon und Zitrone gedünsteter Brokkoli Obst der Saison	**Freitag** Omelett oder Eier mit Tomaten* gegrillte Paprika italienische Art* Joghurt oder Quark
Samstag Gefüllte Tomaten nach Art meiner Mutter* gedünstete Zucchini Joghurt oder Quark	**Samstag** (Abendessen mit Freunden) Entenbraten* gedünstetes Rettichgemüse aus jungen weißen Rettichen (diejenigen, die keine Diät machen, sollten das Gemüse kurz vor dem Servieren in den abgelöschten Bratensaft geben) Obstsalat aus verschiedenen roten Früchten (wer keine Diät macht, kann Schlagsahne dazu reichen)
Sonntag Filet mignon vom Schwein mit Karotten* Joghurt oder Quark mit frischen Pfirsichen (die separat in einer Schale serviert werden)[1]	**Sonntag** **Gemüsesuppe** (Der Rest der Familie kann den Braten vom Mittagessen kalt verzehren und dazu das Gemüse von der Bouillon) Kein Kräutertee

* Zu allen mit (*) gekennzeichneten Gerichten finden Sie später die Rezepte.

[1] Weil die Abendmahlzeit nur aus der Gemüsebrühe besteht, können Sie zum Dessert sowohl den Joghurt (oder Quark) als auch das Stück Obst des Tages essen.

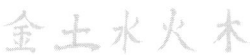

Diese Menüs enthalten viele verschiedene Gemüse und Früchte der Saison. Sie werden Ihnen beim erfolgreichen Start Ihrer Schlankheitskur helfen und dennoch eine wahre Gaumenfreude sein. Und weil sie – wie wir später sehen werden – die fünf Geschmacksrichtungen in sich vereinen, gewährleisten sie eine ausgewogene Ernährung. Sie nähren Ihre fünf Yin-Organe und die dazugehörigen Funktionsorgane so gut, daß sie weder Hunger haben werden, noch das Gefühl, auf etwas verzichten zu müssen!

Herbst-/Wintermenüs

Mittagessen	Abendessen
Montag Gebratenes Geflügelfilet gedünsteter Rosenkohl Obst der Saison	**Montag** 2 gekochte Eier (sehr frisch) Eintopf aus Wintergemüse* oder das Gemüse von der Sonntagsbrühe, Joghurt oder Quark
Dienstag Gegrilltes Steak gedünstete Schwarzwurzeln Joghurt oder Quark	**Dienstag** Gegrilltes Fischfilet mit Paprika* gedünstetes Fenchelgemüse Obst der Saison
Mittwoch Lammkotelett mit Heidekräutern gedünstetes Lauchgemüse Joghurt oder Quark	**Mittwoch** Fischfilet mit Kräutern der Saison* gemischtes Schmorgemüse* Apfelkompott*
Donnerstag Gebratenes Schweinskotelett mit Zitrone geschmorter Blumenkohl Joghurt oder Quark	**Donnerstag** Landhuhn mit Gartenkräutern* Waldpilz- oder Champignongemüse mit Petersilie aus der Pfanne Apfelkompott
Freitag Gedünstetes Fischfilet Selleriepüree* Obst der Saison	**Freitag** Pochierte Eier oder Spiegeleier nach Florentiner Art (mit Spinat)* Joghurt oder Quark
Samstag Geflügelstreifen auf Curry* geschmortes Chicoréegemüse Joghurt oder Quark	**Samstag** (Abendessen mit Freunden) Kalbsragout auf Karottengemüse* Obstsalat nach Saison
Sonntag Filet mignon vom Schwein mit Karotten* Joghurt oder Quark mit frischen Pfirsichen (die separat in einer Schale serviert werden)[1]	**Sonntag** **Gemüsebrühe** (Der Rest der Familie kann den Braten vom Mittagessen kalt verzehren und dazu das Gemüse von der Brühe) Kein Kräutertee

* Zu allen mit (*) gekennzeichneten Gerichten finden Sie später die Rezepte.

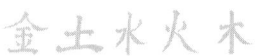

Die Mittagsmenüs wurden absichtlich vereinfacht, damit man sie zu Hause oder außer Haus essen kann.

Dies sind natürlich nur Beispiele, die Ihnen helfen sollen, einen leichten Einstieg in Ihre Umerziehung zu finden. Bald schon werden Sie Ihre eigenen Schlankheitsgerichte und -menüs kreieren. Behalten Sie immer das Ziel vor Augen: Sie sind die Hauptperson bei Ihrer Diät, also lassen Sie nicht Ihre Phantasie brachliegen, indem Sie Woche für Woche diese Menüs nachkochen!

Die Menüs sind nicht nur eine Orientierungshilfe für Gemüse und Obst der Saison, sondern bieten auch Vorschläge zum Würzen und regen Ihre eigene Phantasie an. Als kleine Hilfe finden Sie auf der folgenden Seite eine Tabelle mit den wichtigsten saisonabhängigen Produkten.

FRÜHLING/SOMMER
Gemüse und Früchte der Saison

GEMÜSE	FRÜCHTE
Artischocken	Aprikosen
Auberginen	Brombeeren
Blumenkohl	Erdbeeren
Brokkoli	Heidelbeeren
Erbsen	Himbeeren
Frühkarotten	Kirschen
Frührettich	Kiwis
grüne Bohnen	Melonen
Lauch	Nektarinen
Löwenzahn	Pfirsiche
Mangold	schwarze Johannisbeeren
Salat (zum Kochen)	Stachelbeeren
Sauerampfer	verschiedene Pflaumensorten
Spargel	
Tomaten	
Wald- und Wiesenpilze	
Zucchini	
Zwiebeln	

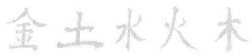

HERBST/WINTER
Gemüse und Früchte der Saison

GEMÜSE	FRÜCHTE
Champignons	Apfelsorten
Chicorée	Birnensorten
Fenchel	Klementinen
Grünkohl	Grapefruits
Karotten	Mandarinen
Knollensellerie	Orangen
Lauch	Quitten (gekocht)
Riesenkürbis	Trauben (rot und weiß)
Rosenkohl	Zitronen
Rotkohl	
Rüben (gekocht)	
Schwarzwurzeln	
spanische Artischocken	
Stangensellerie	
Süßkartoffeln	
verschiedene Kürbisarten	
Waldpilze	
weißer Rettich	

Alle auf den Seiten 114 u. 115 beschriebenen Menüs verbinden die fünf Geschmacksrichtungen harmonisch miteinander und gleichen die Energien der fünf Elemente optimal aus.

Schauen wir uns in diesem Zusammenhang beispielsweise das Essen am Montag vom Frühjahr/Sommertyp an:
Die erste Mahlzeit des Tages beginnt entsprechend dem Fünf-Elemente-Kreislauf mit einem sauren Nahrungsmittel, was unter Holzenergie fällt (sie entspricht dem Morgen) und dem Körper die dynamische Energie zuführt, die er für den guten Start in einen aktiven Tag benötigt. Dann kommt Bitteres und Süßes, was den beiden Elementen entspricht, die im »Mutter-Sohn-Zyklus« auf das Holzelement folgen: Feuer (Geschmacksrichtung bitter) und Erde (Geschmacksrichtung süß). Mit Hinblick auf die Fünf-Elemente-Regel ein exzellentes Frühstück.

Frühstück

frischgepreßter Grapefruitsaft	• Grapefruit	sauer + bitter
1 Tasse Kaffee oder Tee	• Kaffee oder Tee	bitter
2 – 3 mit Konfitüre bestrichene Zwiebacke	• Zwieback – Konfitüre	süß

Mittagessen

gebratenes Geflügelfilet in Curry		
gedünstete Karotten à la Vichy	• Geflügel	süß
Obst der Saison (z.B. 3 Aprikosen)	• Karotten	süß + bitter + scharf
	• Kochsalz	salzig
	• Curry und Petersilie	scharf
	• Aprikose	süß + bitter + sauer

Abendessen

2 gekochte Eier	• Eier	süß
frischer Spinat mit Guerande-Salz	• Spinat	süß + bitter
(verfeinert mit etwas Pfeffer,	• Guerande-Salz	salzig
Zitrone und eventuell	• Pfeffer	scharf
einem Hauch Olivenöl)	• Zitronenscheibe	sauer
Joghurt	• Joghurt	bitter + sauer

Nur zur Erinnerung: Wer statt des Frühstücks eine salzige Suppe zu sich nimmt, wird seine Energien noch stärker anregen, weil Wasser – dem die Geschmacksrichtung salzig entspricht – die »Mutter« des Holzes im Fütterungszyklus ist.

Die Energie des Wasserelementes am Morgen wird deshalb die Holzenergie stärken. (Die Suppenrezepte auf den Seiten 98, 99 und 106 sind zwar hauptsächlich dem Geschmack salzig zugeordnet , nähren aber alle fünf Elemente gleichzeitig.)

Jede dieser beiden Mahlzeiten deckt die fünf Geschmacksrichtungen ab und nährt deshalb die fünf Yin-Organe/Yang-Organe optimal und damit auch den ganzen Organismus.

Ich erinnere Sie erneut daran: Wenn diese Bedingungen erfüllt sind, fühlt man sich wohl und nimmt ab, ohne unter Hungergefühlen zu leiden.

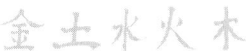

Die beiden Menüs zeigen außerdem, wie leicht die fünf Geschmacksrichtungen in einer Mahlzeit kombiniert werden können. Man muß lediglich darauf achten, daß die Speisen immer leicht gesalzen werden und nach und nach lernen, mit Gewürzen und Kräutern zu experimentieren.

Als kleine Hilfe für die Zusammenstellung der Geschmacksrichtungen finden Sie im folgenden eine Tabelle, in der die wichtigsten Lebensmitteln dem jeweiligen Geschmack zugeordnet werden. Sie sehen, einige von ihnen verbinden gleich mehrere Geschmacksrichtungen!

Nahrungsmittel und der entsprechende Geschmack – eine Tabelle der meistverwendeten Nahrungsmittel

SAUER	BITTER	SÜSS	SCHARF	SALZIG
Essig	Aprikosen	Eier	Basilikum	Aal
die meisten Früchte	Chicorée	Fisch	Curry	Algen
Joghurt	Grapefruit	Fleisch	Fenchel	Calamari
Tomaten	Gurke	die meisten Früchte	Gewürznelke	Ente
Zitrusfrüchte	Joghurt	und Gemüse	grüner Pfeffer	Krabben
	Kaffee	Honig	Ingwer	Krebse
	Kirschen	Wurzelgemüse	Kerbel	Meeresfrüchte
	Kohl		Knoblauch	Quappe
	Rettich		Kohlrabi	Salz
	Riesenkürbis		Minze	salzige Gewürze
	rote Trauben		Paprika	(Sojasauce,
	Salat		schwarzer Pfeffer	Kräutersalz,
	Sellerie		Rettich	Grillsalz …)
	Tee		weißer Rettich	Schwein
	viele medizinische		rote Radieschen	Shrimps
	Heilkräuter		Schalotten	
			Schnittlauch	
			Senf	
			Sternanis	
			Zimt	
			Zwiebel	

MEINE REZEPTE: GANZ EINFACH!

Die mit (*) gekennzeichneten Rezepte sind in den vorangegangenen Menüs aufgelistet. Wenn nichts anderes erwähnt ist, sind alle Rezepte für 4 Personen. Sie können aber jederzeit ganz leicht umgerechnet werden für mehr oder weniger Personen.

Generell gilt, daß Pfannengerichte immer in einer antihaftbeschichteten Pfanne mit wenigen Tropfen Olivenöl angebraten werden.

Tomaten und Paprikaschoten kommen in den Gemüsegerichten häufig vor. Wenn *Paprikaschoten* »geputzt« werden sollen, heißt das, daß der Stielansatz, die Kerne und die weißen Trennwände immer entfernt werden.

Wenn *Tomaten* »geschält« werden müssen, werden sie einige Sekunden in kochendes Wasser gelegt, die Haut läßt sich dann ganz leicht abziehen.

Gemüse dünsten

Diese Garmethode kann für die meisten Gemüsearten verwendet werden – ich möchte Sie Ihnen für meine vielen Gemüsegerichte sehr empfehlen. So wird's gemacht:

Das Gemüse waschen und gegebenenfalls schälen, dann in Streifen, Scheiben oder kleine Würfel schneiden.

1 oder 2 Teelöffel Oliven-, Sesam- oder Maiskeimöl (je nach Geschmack) in die Pfanne geben. Dann das Gemüse in die heiße Pfanne geben, salzen und pfeffern. Bei starker Hitze anbräunen, dann bei schwacher Hitze zugedeckt sanft garen lassen, bis das Gemüse überall gleichmäßig durch ist, dabei immer wieder umrühren.

Diese Kochmethode ähnelt dem Kochen im Wok. Das Gemüse verliert alles Wasser und karamelisiert leicht. Es dauert etwas länger als andere Kochmethoden, aber der köstliche Geschmack entschädigt für alle Mühen!

Wie wir später sehen werden, hat Dünsten den zusätzlichen Vorteil, Gemüse (das anfangs mehr Yin-Energie enthält) zu »yangisieren«.

Tip: Um Ihrer Mischung einen etwas herzhafteren Geschmack zu verleihen, können Sie jederzeit eine Schalotte oder Kräuter dazugeben.

Sie können auch das Gemüse mit nur wenig Wasser beträufeln, zugedeckt auf kleinster Flamme dünsten lassen und vor dem Servieren ein wenig Olivenöl und Zitronensaft zufügen.

Fisch

Fischbällchen*

Zubereitung: 20 Min.

Kochzeit: 5 Min.

Zutaten:

- *4 Fenchelknollen (nach Wunsch)*
- *1 TL Olivenöl zum Anbraten*
- *Salz, grobgemahlener Pfeffer*
- *400 g Kabeljaufilet*
- *400 g Lachsfilet*
- *2 Eiweiß*

Fenchelknollen waschen, putzen, vierteln und den harten Strunk in der Mitte keilförmig entfernen.

Die Fenchelknollen in Scheiben schneiden, 5 Minuten in wenig Olivenöl in einer Pfanne anbraten, mit etwas Wasser ablöschen. Salzen, pfeffern.

Die Fischfilets mit einem Messer fein hacken, Kabeljau und Lachs mischen, im Mixer oder mit Pürierstab pürieren, salzen und pfeffern. Das Eiweiß dazugeben und das Ganze gut durchmischen, dann mit einem Eßlöffel kleine Bällchen daraus formen.

Das restliche Olivenöl in eine Pfanne geben und die Bällchen vorsichtig in die heiße Pfanne setzen. Die Bällchen sollten goldbraun werden, aber innen noch leicht rosa bleiben (sie können auch durchgegart werden).

Die Fischbällchen auf einem Küchenpapier abtropfen lassen und eventuell auf 4 Holzspießchen stecken.

Die Fischbällchen mit etwas frischgemahlenem Pfeffer bestreuen und auf dem Fenchelgemüse servieren.

Tip: Wenn Sie Fenchelgemüse nicht mögen, können Sie auch nur die Fischbällchen braten.

Gegrilltes Fischfilet*

Kochzeit: ca. 10 Min.
(je nachdem, wie dick die Filets sind)

Zutaten:

- *4 Fischfilets von weißem Fisch (Kabeljau, Merlan, Seezunge)*
- *Salz, Pfeffer*
- *edelsüßes Paprikapulver*

Die Fischfilets grillen oder in der Pfanne garen, salzen und pfeffern.

Wenn der Fisch gar ist, die Filets leicht mit Paprikapulver bestäuben.

Fischfilet in der Alufolie mit Kräutern der Saison*

Zubereitung: 5 Min.

Kochzeit: ca. 15 Min.

Zutaten:

- *extrastarke Alufolie*
- *4 Fischfilets (Kabeljau, Merlan, Lachs)*
- *Salz, Pfeffer*
- *3 Zitronen*
- *2 Schalotten*
- *frische Kräuter der Saison*

Den Backofen auf 220 °C vorheizen. Extrastarke Alufolie in 4 ausreichend große Quadrate schneiden. Fischfilets mit Salz und Pfeffer würzen, Zitronen auspressen, Schalotten und Kräuter kleinhacken. Jedes Fischfilet auf ein Stück Alufolie legen, mit einer halben Schalotte und den Kräutern bestreuen, dem Saft einer halben Zitrone beträufeln und in Alufolie einwickeln. Auf ein Backblech legen und 15 Minuten im Ofen garen lassen.

Alufolie vorsichtig aufwickeln (Vorsicht: nicht verbrennen!). Sofort servieren.

Tip: Dieses Grundrezept können Sie nach eigenem Belieben verfeinern, z.B. mit einer Handvoll gehacktem Gemüse, auf das Sie den Fisch geben, oder indem Sie die Zitrone durch eine andere Zitrusfrucht ersetzen.

Gedämpftes Lachsfilet

Zubereitung: 5 Min.

Kochzeit: ca. 10 Min.

Zutaten:

- *2 Frühlingszwiebeln (oder 1 Schalotte)*
- *frischer Ingwer, ein 3 cm langes Stück*
- *4 Lachsfilets*
- *Sojasauce*
- *Pfeffer*

Frühlingszwiebeln schälen, das Grün in Röllchen schneiden, die Knolle fein hacken. Wenn es keine Frühlingszwiebeln gibt, durch eine gehackte Schalotte ersetzen. Ingwer schälen und fein raspeln.

Die Lachsfilets direkt in den gelöcherten Einsatz eines Schnellkochtopfes geben oder auf einen Teller in den Dämpfeinsatz (aus Bambus oder Stahl) eines Woks. Die Frühlingszwiebeln darauf verteilen. Ingwer, Pfeffer und einen Hauch Sojasauce als Salzersatz hinzugeben. Auf keinen Fall zusätzlich salzen.

Etwas Wasser im Topf zum Kochen bringen, Einsatz hineingeben, den Topf verschließen und den Fisch etwa 7 Minuten garen, im Wok etwa 15 Minuten.

Fleisch und Geflügel

Braten aus dem Ofen

Dieses Rezept kann für alle Fleisch- und Geflügelarten verwendet werden.

Zubereitung: 5 Min.

Kochzeit: je nach Bratgut, für ca 1 kg 65 Min.

Zutaten:
- *1 EL Olivenöl zum Einfetten*
- *1 Braten oder Geflügel, ca. 1 kg*
- *Kräuter nach Wunsch (Thymian, Rosmarin, Lorbeer)*
- *1 geschäle Schalotte*
- *1 oder 2 Tomaten*
- *Salz, Pfeffer*

Den Ofen auf 200 °C vorheizen. Eine feuerfeste Form einölen. Den Braten oder das Geflügel hineingeben und mit den Kräutern bestreuen. Die Schalotte und die halbierten Tomaten seitlich dazulegen.
In den Ofen geben und etwa 65 Minuten garen. Dabei mehrmals wenden.
Tip: Wenn man eine Sauce haben möchte, kann man kurz vor dem Servieren das Fleisch aus dem Bräter nehmen und den Bratensaft mit etwas sehr heißem Wasser ablöschen. So erhalten Sie eine schmackhafte Sauce, um Ihr Fleisch und Gemüse zu verfeinern. Nehmen Sie aber nicht zuviel davon.

Rindsragout auf Brokkoli

Zubereitung: 10 Min.

Kochzeit: ca. 15 – 20 Min.

Zutaten:
- *800 g Rinderlende (oder anderes mageres Fleisch)*
- *6 Frühlingszwiebeln*
- *3 Karotten*
- *1 kg Brokkoli*
- *Salz, Pfeffer*
- *1 TL Sesam- oder Sonnenblumenöl zum Anbraten*
- *Sternanis (2 Sterne)*
- *1 Bund Koriander*

Das Rindfleisch in kleine Würfel schneiden, die Frühlingszwiebeln und Karotten schälen, das Grün der Frühlingszwiebeln in Röllchen schneiden, die Knolle fein hacken, Karotten in dünne Scheiben schneiden. Den Brokkoli waschen und zerkleinern, dann 1 Minute lang in kochendes Salzwasser geben, abtropfen lassen und mit kaltem Wasser abschrecken, damit er seine Farbe behält. Den Wok – oder die Pfanne – leicht mit Sesam- oder Sonnenblumenöl einfetten. Wenn der Wok heiß ist, das Fleisch schnell anbraten, bis es auf allen Seiten schön braun ist. Die Frühlingszwiebeln und die Karotten dazugeben und alles unter ständigem Rühren garen. Salzen und pfeffern.
Die Temperatur reduzieren und das Ganze mit etwa 150 ml Wasser ablöschen. Den Sternanis und 1 oder 2 Korianderzweige zugeben. 5 Minuten köcheln lassen, dann den Brokkoli zugeben. Weitere 5 Minuten köcheln lassen.
Zum Schluß die Korianderstengel und den Sternanis entfernen und das Gericht mit frischgehackten Korianderblättern bestreut servieren.

Filet mignon vom Schwein*

Zubereitung: 5 Min.

Kochzeit: ca. 25 Min. (abhängig von der Größe des Filets)

Zutaten:
- *1 oder 2 Tomaten (je nach Größe)*
- *1 Zweig Thymian*
- *3 Schalotten*
- *1 Schweinelende (etwa 1,2 kg)*
- *1 EL Olivenöl zum Anbraten*
- *Salz, Pfeffer*
- *1 Lorbeerblatt*

Tomaten und Thymian waschen, Schalotten schälen, Tomaten und Schalotten vierteln.
Die Schweinelende im Schmortopf in etwas Öl heiß anbraten, bis das Fleisch von allen Seiten schön braun ist. Die Schalotten zugeben und, sobald sie glasig sind, auch die Tomaten. Salzen, pfeffern, Thymian und Lorbeer auf das Fleisch legen, 75 ml heißes Wasser zugeben.
Kurz bei starker, dann bei schwacher Hitze zugedeckt 25 Minuten garen lassen. Immer darauf achten, daß das Fleisch nicht ansetzt. Falls doch, etwas heißes Wasser zugießen.
Variation: Sie können das Fleisch auch mit Karottenscheiben verfeinern, die Sie gleich mitkochen und als Gemüsebeilage verwenden. Geben Sie die Karotten in diesem Fall nach dem Thymian und dem Lorbeer dazu. Die Karotten mit 150 ml Wasser ablöschen, salzen, pfeffern und das Fleisch wie oben beschrieben garen.
Auch Rosenkohl schmeckt ganz vorzüglich zum Filet mignon.

Schweinekoteletts mit Zitrone*

Kochzeit: ca. 15 Min.

Zutaten:
- *4 magere Filetkoteletts vom Schwein*
- *1 TL Olivenöl zum Anbraten*
- *Salz, Pfeffer*
- *2 Zitronen*

Die Schweinekoteletts bei starker Flamme im Öl in der Pfanne anbraten. Wenn die Koteletts eine schöne helle Farbe bekommen haben, Flamme kleiner stellen, pfeffern und salzen. Zitronen auspressen. Das Fleisch auf jeder Seite noch einige Minuten braten lassen und mit dem Zitronensaft beträufeln. Die Koteletts immer wieder mit Zitronensaft beträufeln und so lange braten, bis sie durch sind.

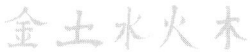

Freilandhuhn mit Gartenkräutern*

Zubereitung: 5 Min.

Kochzeit: je nach Größe des Huhns, für ca. 1,2 kg ca. 75 Min.

Zutaten:

- *1 EL Olivenöl zum Einölen*
- *1 Schalotte*
- *1 kleiner Bund mit allen Ihren Lieblingskräutern (am besten frische Kräuter)*
- *1 Huhn, aber nicht irgendeines. Ein gutes Freilandhuhn braucht keine besonderen Gewürze, weil sein Eigengeschmack bereits genügt. Wählen Sie unbedingt ein Huhn, das nach alter Tradition mit Getreidekörnern oder Mais gefüttert wurde und im Freien aufgewachsen ist.*

Ofen auf 200 °C vorheizen. Eine feuerfeste Form mit Öl ausstreichen. Die Schalotte schälen, Kräuter waschen und trockenschütteln. Das Huhn mit der Schalotte und den Kräutern füllen und in die Form legen. Das Huhn im Ofen etwa 75 Minuten garen. Dabei immer wieder wenden.

Geflügelstreifen mit Curry oder Senf*

Zubereitung: 10 Min.

Kochzeit: 10 Min.

Zutaten:

- *100 g Quark*
- *1 TL scharfer Senf oder Currypulver*
- *4 Hühnerbrust- oder Putenbrustfilets à 200 g*
- *1 TL Olivenöl zum Anbraten*
- *Salz, Pfeffer*

In einer Schüssel den Quark mit dem Senf oder Curry (je nach Belieben) verrühren.

Die Geflügelfilets unter fließendem Wasser waschen, mit Küchenpapier trockentupfen und in feine Streifen schneiden. Etwaige Sehnen von den Streifen entfernen. Die Filets im Öl in der Pfanne braten, salzen und pfeffern.
Die Pfanne vom Herd nehmen, die Quarkmischung dazugeben und gut untermischen.
Tip: Servieren Sie die Geflügelstreifen zusammen mit gedünstetem Brokkoli oder Rosenkohl.

Kalbsragout mit Karotten*

Zubereitung: 15 Min.

Kochzeit: ca. 1 Std.

Zutaten:

- *1 Zweig Thymian*
- *2 Tomaten*
- *3 oder 4 Schalotten*
- *600 g Karotten*
- *800 g Kalbfleisch aus der Schulter (oder ein anderes mageres Stück)*
- *1 EL Olivenöl zum Anbraten*
- *Salz, Pfeffer*
- *1 kleinen Kalbsknochen (damit die Sauce mehr Geschmack bekommt)*
- *1 Lorbeerblatt*

Den Thymian und die Tomaten waschen, die Tomaten und die Schalotten schälen und vierteln. Die Karotten schälen und in Scheiben schneiden.

Das Fleisch in Würfel schneiden und in etwas Öl in einem Schmortopf anbraten, bis die Stücke eine gleichmäßig braune Farbe haben. Salzen und pfeffern. Das Fleisch in einen Teller geben.

Die Schalotten im Schmortopf anbräunen (Vorsicht: sie dürfen nicht schwarz werden), Tomaten hinzufügen.

Das Fleisch wieder in den Topf geben. Den Knochen, das Lorbeerblatt, den Thymian und dann die Karotten dazugeben. Salzen und pfeffern, 75 ml heißes Wasser zugeben. Alles 1 knappe Stunde auf kleiner Flamme garen lassen. Wenn das Fleisch oder das Gemüse ansetzt oder eine Kruste am Boden bildet, etwas warmes Wasser zugeben.

Rinderbraten mit Süßkartoffeln

Zubereitung: 15 Min.

Kochzeit: 45 bis 60 Min.

Zutaten:

- *1 kg Rinderbraten*
- *1 EL Öl zum Anbraten*
- *1 kg Süßkartoffeln (Bataten)*

Den Braten nach der bekannten Methode (siehe Rezept *Filet mignon, S. 124*) im Schmortopf garen. Um Sauce zu bekommen, das Fleisch mit 75 ml heißem Wasser ablöschen.

Die Süßkartoffeln vorbereiten. Zur Reinigung Süßkartoffeln mit grobem Salz abreiben (oder mit einer Bürste putzen), dann dünsten oder aber in kochendem Salzwasser 10 bis 15 Minuten garen. Den Braten mit Süßkartoffeln garniert servieren.

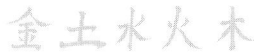

Gefüllte Tomaten nach Art meiner Mutter*

Zubereitung: 20 Min.

Kochzeit: 30 Min.

Zutaten:

- *4 große Tomaten*
- *1 Bund Petersilie*
- *einige Mangoldblätter*
- *1 Knoblauchzehe*
- *100 g mageres Hackfleisch vom Rind*
- *1 Ei*
- *Salz, Pfeffer*
- *1 TL Öl zum Einfetten*

Den Ofen auf 180 °C vorheizen. Die Tomaten, die Petersilie und die Mangoldblätter unter fließendem Wasser waschen, abtrocknen bzw. trockenschütteln. Den Knoblauch schälen und fein hacken. Die Petersilie und die Mangoldblätter ebenfalls fein hacken. Das Hackfleisch, die Petersilie, den Knoblauch und die Mangoldblätter in eine Salatschüssel geben. Das Ei dazugeben und alles gut mischen. Salzen und pfeffern. Von den Tomaten vom stiellosen Ende mit einem scharfen Messer einen Deckel abschneiden. Die Tomaten mit einem Teelöffel aushöhlen und mit der Mischung füllen. Deckel wieder aufsetzen. Die Tomaten in eine leicht gefettete feuerfeste Form geben und im Ofen 30 Minuten lang garen. **Variation:** Das Rezept können Sie ebensogut für gefüllte Pilze verwenden. Dann müssen Sie 2 große Pilze pro Person rechnen.

Eier

Pochierte Eier nach Florentiner Art*

Zubereitung: 15 Min.

Kochzeit: je Portion 4 Min.

Zutaten:

- *800 g frischer Blattspinat (oder tiefgekühlt)*
- *Weinessig*
- *8 ganz frische Eier*
- *Salz*
- *Muskatnuß, frisch gemahlen*
- *Pfeffer, Zitronensaft und Olivenöl (nach Belieben)*

Den Spinat putzen und waschen. Für die pochierten Eier Wasser zum Kochen bringen, dabei auf 1 Liter Wasser 6 Eßlöffel Weinessig zugeben. 1 Ei nach dem anderen vorsichtig aufschlagen und langsam in das kochende Wasser gleiten lassen – die Menge der gleichzeitig pochierten Eier richtet sich nach der Topfgröße. 4 Minuten garen, mit einem Schaumlöffel aus dem Wasser heben, dann warm halten. Den Vorgang mit den restlichen Eiern wiederholen. Währenddessen den Spinat in kochendes Salzwasser geben und kurz garen (bei Tiefkühlkost die Angaben auf der Packung beachten); abtropfen lassen und warm halten. Den Spinat auf vorgewärmten Tellern verteilen und mit einer Prise Muskatnuß, eventuell mit Pfeffer, Zitrone und einem Hauch Olivenöl verfeinern. Pro Person 2 Eier auf dem Spinat anrichten.

Variation: Das Rezept können Sie auch für Spiegeleier verwenden. In diesem Falle wird der abgetropfte Spinat kurz in der Pfanne in einem Hauch Öl geschwenkt. Die Spiegeleier lassen Sie auf dem Spinat einige Minuten bei schwacher Hitze zugedeckt garen.

Eier mit Tomaten*

Zubereitung: 15 Min.
Kochzeit: 15 Min.
Zutaten:
• *5 oder 6 Tomaten (je nach Größe)*
• *1 TL Ölivenöl zum Anbraten*
• *Salz, Pfeffer*
• *3 EL Basilikumblätter*
• *8 ganz frische Eier*

Die Tomaten waschen und schälen (s. S. 120), dann in der Pfanne zusammen mit wenig Öl, etwas Salz, Pfeffer und den Basilikumblättern anbraten. Bei schwacher Hitze köcheln lassen, bis die Tomaten zerfallen sind.
Die Eier auf dem Tomatengericht bei zugedeckter Pfanne 3 Minuten garen.
Tip: Das ist ein ideales Sommergericht. Probieren Sie es, dann merken Sie warum!

Gemüse

Gedünstete Karotten à la Vichy*

Zubereitung: 5 Min.
Kochzeit: 10 Min.
Zutaten:
• *1 Bund Frühkarotten*
• *1 TL Oliven-, Sesam- oder Maiskeimöl*
• *1 Bund frische Petersilie*
• *Salz*

Die Karotten putzen, waschen, in Scheiben schneiden und in wenig Öl dünsten. Währenddessen Petersilie waschen, trockentupfen und fein hacken. Karotten salzen und mit feingehackter Petersilie bestreut servieren.

Mein Gazpacho

Zubereitung: 25 Min.

Zutaten (für 6 Personen):
- *11 reife Tomaten*
- *2 rote Paprikaschoten*
- *einige Petersilienzweige*
- *2 1/2 Gurken*
- *1 Selleriestange*
- *1 Knoblauchzehe*
- *2 Zwiebeln oder 2 Schalotten (milder)*
- *3 EL Tomatenmark*
- *Salz, Pfeffer*

Die Tomaten, die Paprikaschoten und die Petersilie waschen, die Petersilie trockentupfen. Die Tomaten schälen (s. S. 120), vierteln und entkernen. Die Gurken schälen, waschen, der Länge nach halbieren, die Kerne mit einem Teelöffel herauskratzen. Die Paprikaschoten halbieren und putzen. Den Sellerie putzen und die Zwiebeln schälen. Alles Gemüse würfeln, die Petersilie fein hacken, die Knoblauchzehe zerdrücken. Davon 1 Tomate, $1/2$ Gurke, 1 Zwiebel und die Petersilie zum Garnieren beiseite legen. Die Hälfte der Tomaten zusammen mit dem Knoblauch und der Zwiebel in einem Mixer oder mit dem Pürierstab pürieren. Dann die Gurken, den Sellerie und die Paprikaschoten dazugeben und wieder pürieren. Die restlichen Tomaten dazugeben, pürieren. Dann das Tomatenmark zufügen und das Ganze erneut pürieren. Salzen und pfeffern. Die Masse durch ein Passiersieb streichen und im Kühlschrank für 3 Stunden kalt stellen. Das Gazpacho wird eiskalt serviert, garniert mit der Petersilie, den Tomaten-, den Gurken- und den Zwiebelwürfelchen.

Tip: Die Suppe ist ein hervorragendes Sommergericht.

Erbsen*

Zubereitung: 10 Min.
Kochzeit: 20 bis 30 Min.

Zutaten:
- *400 g junge Karotten*
- *1 Romanasalat (nach Belieben)*
- *1 oder 2 Tomaten (je nach Größe)*
- *3 Schalotten*
- *400 g Erbsen*
- *2 TL Olivenöl zum Anbraten*
- *Salz, Pfeffer*

Karotten, Salat und Tomaten putzen und waschen, Schalotten und Tomaten schälen (s. S. 120). Tomaten und Karotten in Scheiben schneiden, Salat in mundgerechte Stücke reißen. Die Schalotten bei schwacher Hitze in etwas Olivenöl in einem Schmortopf anbraten, bis sie leicht angebräunt sind. Die Tomaten dazugeben, dann die Erbsen, die Karotten, die Salatblätter und 75 ml heißes Wasser; gut mischen, salzen und pfeffern. Erst bei starker, dann bei schwacher Hitze zugedeckt 20 bis 30 Minuten garen lassen. Wenn nötig, immer wieder heißes Wasser nachgießen, damit das Gemüse nicht am Topfboden ansetzt.

金土水火木

Italienisches Grillgemüse

Zutaten:

- *2 rote Paprikaschoten*
- *4 kleine Zucchinis*
- *2 kleine Auberginen*
- *2 TL Olivenöl*
- *Salz, Pfeffer*
- *Saft von 1 Zitrone*
- *1 Knoblauchzehe*

Den Backofen auf 200 °C vorheizen. Die Paprikaschoten waschen (nicht abtrocknen), putzen und halbieren; auf den Grillrost des Ofens legen und rösten, bis ihre Haut zu schrumpeln beginnt und anfängt, schwarz zu werden. Aus dem Ofen nehmen und die Haut abziehen. Kühl stellen. Die Zucchinis und Auberginen bitte sorgfältig waschen, da sie nicht geschält werden. Die Zucchini in Scheiben schneiden, die Auberginen zuerst in Streifen, dann in Stifte schneiden.

Ein Backblech mit einem in Olivenöl getränktem Küchentuch fetten und das Gemüse darauf verteilen. Das Gemüse im Ofen goldbraun garen. Dann wenden, bis auch die andere Seite goldbraun ist. Das Gemüse auf ein Küchenpapier legen und abkühlen lassen. Sollte das Gemüse noch nicht gar sein, dann den Vorgang 2–3mal wiederholen.

Auf einem Teller anrichten, salzen, pfeffern, mit Zitronensaft und wenig Olivenöl beträufeln. Den Knoblauch schälen, pressen und über das Gemüse geben. Das Gemüse abkühlen lassen, dann im Kühlschrank kalt stellen. Das Gemüse wird sehr kalt serviert.

Tip: Sie können das Gericht bereits am Vorabend zubereiten.

Mischgemüse aus dem Schmortopf*

Zubereitung: 10 Min.

Kochzeit: ca. 30 Min.

Zutaten:

- *2 oder 3 Tomaten*
- *5 kleine Zucchini*
- *1 oder 2 kleine Auberginen*
- *2 oder 3 Schalotten*
- *1 TL Olivenöl*
- *2 EL Basilikumblätter*
- *Salz, Pfeffer*

Die Tomaten waschen und schälen (s. S. 120), die Zucchini und die Auberginen gründlich waschen. Die Schalotten schälen. Die Schalotten, die Zucchini und die Auberginen in Scheiben schneiden.

Die Schalotten in etwas Olivenöl in einem eisernen Schmortopf anbraten. Die Tomaten, die Zucchini und die Auberginen dazugeben. Unter ständigem Rühren gut anbraten, salzen und pfeffern und mit dem Basilikum bestreuen; 75 ml heißes Wasser zugeben. Kurz bei starker, dann bei schwacher Hitze zugedeckt ca. 30 Minuten

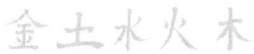

garen lassen. Immer wieder umrühren und eventuell etwas heißes Wasser dazugeben, damit das Gemüse nicht ansetzt.

Tip: Die Zusammenstellung dieses Gerichtes können Sie nach Belieben verändern und je nach Gemüseangebot auf dem Markt variieren.

Variation: Sie können das Gemüse auch nur mit wenig Wasser dünsten und vor dem Servieren mit ein wenig Olivenöl und Zitronensaft beträufeln.

Kleines Gemüseallerlei

Zubereitung: 10 Min.

Kochzeit: ca. 10 Min.

Zutaten:
- *2 weiße Rüben*
- *2 Karotten*
- *4 Frühlingszwiebeln*
- *2 Selleriestangen*
- *1 TL Olivenöl*
- *Salz, Pfeffer*

Das Gemüse waschen, putzen und schälen. Alles in ganz kleine Würfel schneiden und mit etwas Olivenöl anbraten; salzen, pfeffern und einige Minuten garen lassen, bis es durch ist, aber noch Biß hat.

Tip: Dieses Gemüseallerlei paßt hervorragend zu Fleisch, Fisch oder Eiern. Am besten schmeckt es, wenn es noch etwas Biß hat. Diese Gemüsemischung können Sie auch für alle Gerichte in der Alufolie verwenden. Dann wird das kleingeschnittene Gemüse roh in die Folie gegeben und mitgegart.

Pilzpfanne mit Petersilie*

Zubereitung: ca. 15 Min.

Kochzeit: ca. 20 Min.

Zutaten:
- *400 g Wald- oder Wiesenpilze oder Champignons*
- *1 Knoblauchzehe (oder 1 große Schalotte)*
- *1 TL Olivenöl*
- *Salz, Pfeffer*
- *1 Bund frische Petersilie*

Die Pilze eventuell von Sand und Erde reinigen, mit einem feuchten Tuch abreiben, die Stielenden abschneiden. Die Pilze in Scheiben schneiden, den Knoblauch oder die Schalotte schälen und fein hacken. Die Pilze in einer großen Pfanne zusammen mit etwas Olivenöl, dem Knoblauch oder der Schalotte anbraten, salzen und pfeffern. Die Petersilie waschen, trockenschütteln und fein hacken. Die Pilze damit bestreuen.

Gegrillte Paprika auf italienische Art*

Zubereitung: 15 Min.

Kochzeit: 25 Min.

Zutaten:

- *2 oder 3 rote Paprikaschoten (je nach Größe)*
- *Salz, Pfeffer*
- *Zitronensaft*
- *1 TL Olivenöl*

Den Backofen auf 200 °C vorheizen. Die Paprikaschoten waschen (nicht abtrocknen!), putzen und halbieren; auf den Grillrost des Ofens legen und rösten, bis ihre Haut zu schrumpeln beginnt und anfängt, schwarz zu werden. Aus dem Ofen nehmen und die Haut abziehen. Auf einer Platte anrichten, salzen, pfeffern und mit etwas Zitronensaft und Olivenöl beträufeln. Sie werden entweder lauwarm oder eiskalt serviert (in diesem Fall müssen die Paprikaschoten abkühlen und werden dann 1 oder 2 Stunden im Kühlschrank kalt gestellt).

Eintopf aus Wintergemüse*

Zubereitung: 10 Min.

Kochzeit: ca. 40 Min.

Zutaten:

- *6 schöne Karotten*
- *6 weiße Rüben*
- *$\frac{1}{2}$ Stangensellerie*
- *6 Lauchstangen*
- *1 Kohl*
- *2 Paprikaschoten*
- *2 l entfettete Rinderbouillon*
- *Salz, Pfeffer*
- *1 Bund gemischte Kräuter*

Alle Gemüsesorten gründlich waschen und putzen, abtropfen lassen.

Die Karotten und die weißen Rüben schälen und in große Würfel schneiden, den Sellerie in Röllchen, den Lauch in Scheiben schneiden, die Kohlblätter werden halbiert. Die Paprikaschoten bleiben ganz und werden nur kreuzförmig eingeschnitten. Die Rinderbouillon zum Kochen bringen, mit Salz und Pfeffer abschmecken. Das ganze Gemüse zusammen mit dem Bund Kräutern in die Bouillon geben und kochen, bis das Gemüse zart ist.

Tip: Kalte Bouillon wird entfettet, indem man das an der Oberfläche erstarrte Fett einfach abhebt. Bei der warmen Bouillon wird Küchenpapier mehrfach kurz auf die Oberfläche der Brühe gelegt – das Fett wird vom Papier aufgesaugt.

Selleriepüree*

Zubereitung: 5 Min.

Kochzeit: ca. 20 Min.

Zutaten:

- *1 große Sellerieknolle*
- *1 oder 2 TL Quark*
- *Salz, Pfeffer*
- *Etwas Muskatnuß (nach Belieben)*

Die Sellerieknolle schälen, in große Würfel schneiden und in ganz wenig Wasser im geschlossenen Topf dünsten; wenn der Sellerie durch ist, mit dem Pürierstab oder im Mixer pürieren. Das Selleriepüree mit etwas Quark, Salz und Pfeffer vermischen.
Nach Belieben kann das Püree mit etwas frisch geraspelter Muskatnuß verfeinert werden.

Gemüsefächer aus dem Mittelmeerraum

Zubereitung: 10 Min.

Kochzeit: ca. 45 – 60 Min.

Zutaten:

- *4 mittelgroße Auberginen*
- *4 – 6 Tomaten (je nach Größe)*
- *2 Zweige Basilikum oder Thymian*
- *1 Frühlingszwiebel oder Zwiebel*
- *Saft von 1 Zitrone*
- *1 TL Olivenöl zum Einfetten*
- *Salz, Pfeffer*

Den Ofen auf 160 °C vorheizen. Die Auberginen, die Tomaten und den Thymian oder das Basilikum waschen, die Zwiebel schälen und fein hacken. Die Auberginen fächerartig einschneiden und mit Zitronensaft beträufeln, damit sie nicht braun werden. Die Tomaten in Scheiben schneiden. Ein Backblech mit einem in Olivenöl getränktem Küchenpapier einfetten, die kleingehackte Zwiebel darauf verteilen und die Auberginenfächer darauf anrichten. Zwischen jeden Auberginenstreifen 1 oder 2 Tomatenscheiben legen. Fest andrücken und etwa 75 ml Wasser auf die Auberginenstreifen träufeln. Das Ganze salzen, pfeffern und mit den Kräutern bestreuen. Im Ofen 45–60 Minuten lang garen lassen. Regelmäßig überprüfen, ob das Gemüse nicht zu sehr austrocknet, und eventuell etwas Wasser darüber gießen.

Tomaten provenzalische Art*

Zubereitung: 5 Min.

Kochzeit: ca. 20 Min.

Zutaten:

- *4 Tomaten*
- *Salz, Pfeffer*
- *1 TL Olivenöl zum Einfetten*
- *1 Knoblauchzehe*
- *1 Bund frische Petersilie*

Den Ofen auf 220 °C vorheizen. Die Tomaten gut waschen, abtrocknen und von oben nach unten halbieren. Salzen und pfeffern und in einer feuerfesten Form verteilen, die mit einem mit Olivenöl getränktem Küchentuch leicht eingefettet wurde.
Den Knoblauch schälen und fein hacken. Die Petersilie waschen, fein hacken und mit dem Knoblauch vermischen. Die Tomatenhälften damit bestreuen. Die Tomaten im Ofen garen, bis sie durch sind.
Tip: Wenn Sie – so wie ich – Knoblauch nur schlecht verdauen, können Sie den Knoblauch auch einfach weglassen und die Tomaten nur mit der gehackten Petersilie bestreuen oder statt dem Knoblauch eine frischgehackte Zwiebel nehmen.

Gemüsetopf aus dem Baskenland

Zubereitung: 15 Min.

Kochzeit: ca. 40 Min.

Zutaten:

- *1 kg Tomaten*
- *3 Zwiebeln oder Schalotten (milder)*
- *1 rote Paprikaschote*
- *2 gelbe Paprikaschoten*
- *1 TL Olivenöl zum Anbraten*
- *Salz, Pfeffer*
- *1 Schuß Essig*

Die Tomaten waschen, schälen, die Kerne entfernen und das Fruchtfleisch in kleine Stücke schneiden. Die Zwiebeln oder Schalotten schälen und in Streifen schneiden. Die Paprikaschoten waschen, putzen und in kleine Würfel schneiden.
Die Zwiebeln oder Schalotten in einem Schmortopf in etwas Olivenöl anbraten, bei schwacher Hitze glasig werden lassen, dann 75 ml heißes Wasser zugeben.
Tomaten und Paprikaschoten in den Topf geben, salzen und pfeffern.
Bei zugedecktem Schmortopf und schwacher Hitze 35 Minuten lang köcheln lassen, bis das ganze Wasser verkocht ist. Einen Schuß Essig hineingießen und warten, bis der Essig etwas verdunstet ist.

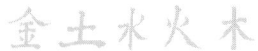

Saucen

Preiselbeersauce

Kochzeit: ca. 20 Min.

Zutaten:

- *1 l Wasser*
- *500 g Preiselbeeren*
- *80 g Zucker*

Das Wasser zum Kochen bringen. Die Preiselbeeren dazugeben und im geschlossenen Topf 10 Minuten im siedenden Wasser lassen. Preiselbeeren in ein Sieb gießen, 4 Eßlöffel vom Kochwasser abnehmen. Die Früchte abtropfen lassen, einige zum Garnieren auf die Seite legen. Die restlichen Preiselbeeren mit dem Pürierstab oder im Mixer pürieren. Das Mus mit dem Zucker bei ganz schwacher Hitze einkochen lassen, das Mus sollte nicht zu sehr eindicken. Die Mischung mit dem Kochwasserrest verdünnen, dann durch ein Passiersieb streichen und bis zum Servieren warm stellen. Mit einigen Preiselbeeren garnieren. **Tip:** Die Sauce paßt ausgezeichnet zu Wild, aber auch zu Pute oder Huhn. Achtung: Da die Sauce Zucker enthält, sollten Sie nicht zu viel davon nehmen. Man kann sich die Diät damit etwas angenehmer gestalten, sollte aber maßvoll bleiben!

Früchte

Apfel-Birnen-Kompott nach Art meiner Tochter

Zubereitung: 5 Min.

Kochzeit: ca. 10 Min.

Zutaten:

- *4 Äpfel*
- *3 oder 4 Birnen (je nach Größe)*

Die Früchte schälen, entkernen und in Stücke schneiden. Etwas Wasser in einen Topf mit dickem Boden geben und die Früchte zugedeckt bei schwacher Hitze etwa 10 Minuten darin garen, bis sie weich sind.
Tip: Immer gleich so viel Kompott kochen, daß es für 2 Mahlzeiten reicht.

Bratäpfel mit Zimt

Zubereitung: 5 Min.

Kochzeit: ca. 20 Min.

Zutaten:

- *4 Äpfel*
- *Zimtpulver*

Den Ofen auf 220 °C vorheizen.
Die Äpfel schälen und jeweils großzügig das Gehäuse herausstechen. Die Äpfel dann mit Zimtpulver bestäuben und in eine feuerfeste Form legen. Im Ofen etwa 20 Minuten garen.

Pfirsichkompott*

Zubereitung: 5 Min.
Kochzeit: ca. 10 Min.
Zutaten:
• 4 Pfirsiche
• einige Blätter frische Minze (zum Garnieren)

Die Pfirsiche schälen, halbieren und entsteinen. Das Fruchtfleisch in Stücke schneiden. Etwas Wasser in einen Topf mit dickem Boden geben und die Früchte bei schwacher Hitze zugedeckt garen, bis sie weich sind. Das Kompott mit Minzblättern garniert servieren.

Apfel-Quitten-Kompott nach Art meiner Tochter

Zubereitung: 5 Min.
Kochzeit: ca. 15 Min.
Zutaten:
• 1 Quitte
• 4 Äpfel

Die Früchte schälen und in Stücke schneiden, dabei die Äpfel entkernen. Etwas Wasser in einen Topf mit dickem Boden geben und die Quitte zugedeckt bei schwacher Hitze mindestens 5 Minuten garen, dann die Äpfel zufügen. (Da die Quitte relativ hart ist, braucht sie eine längere Garzeit als andere Früchte.) Immer darauf achten, daß das Kompott nicht am Topfboden ansetzt.

Früchte aus der Mikrowelle

Zubereitung: 1 Min.
Kochzeit: 1 – 3 Min. je nach Leistung der Mikrowelle
Zutaten:
• 1 Apfel pro Person (oder eine andere Frucht)
• Zimtpulver

Den Apfel schälen und halbieren, auf einen Teller legen und mit Zimtpulver bestäuben; zugedeckt bei maximaler Leistung 1–3 Minuten in der Mikrowelle garen lassen.
Dies ist *das* superschnelle Rezept …

Meinen Sie jetzt nicht auch, daß eine leichte Küche nicht zwangsläufig bedeutet, daß man fade und wenig schmackhafte Gerichte ißt?
Da diese Rezepte alle Yin- und Yang-Organe sowie alle Energien ausreichend nähren, funktionieren sie hervorragend und man ist wahrhaft »gesättigt«.

TEIL IV

DER WICHTIGSTE TRICK
BEIM ABNEHMEN: FREUDE

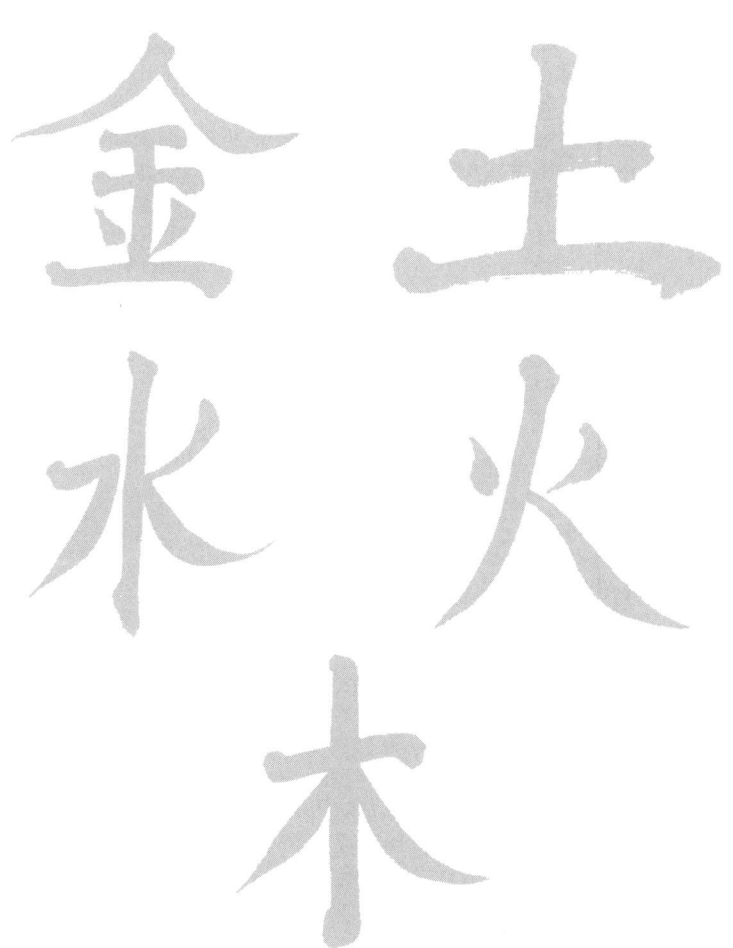

EINKAUFEN:
FÜR DEN »GUTEN« APPETIT SORGEN

Für mich bedeutet gutes Ernährungsverhalten in erster Linie gutes Einkaufsverhalten.

Märkte in Asien:
eine Welt mit magischer Anziehungskraft

Egal wo man ist, es gibt überall einen Markt, sogar in den allerärmsten Ländern oder in den entlegensten Orten, verborgen im afrikanischen Busch oder an einer einsamen Fluß-biegung in Indochina. Dort saugt man wirklich den lokalen Lebensrhythmus in sich auf, und bei einem kleinen Bummel über den Dorfmarkt lernt man viel mehr über Land und Leute, als vom besten Touristenführer zu erfahren wäre; die Farben, die Gerüche, die Gewürze, aber auch die wirtschaftliche Lage des Landes sind aus den Märkten zu ersehen (ich denke dabei an die tristen, fast menschenleeren Märkte in manchen Gegenden). Die Märkte spiegeln die Möglichkeiten und den Reichtum eines Landes ganz unverfälscht wider: Dort werden lokale Erzeugnisse verkauft, die die Einheimischen täglich essen, von den einfachsten bis hin zu den sonderbarsten Dingen.

Für unser westliches Auge ist das manchmal fast unerträglich – ich erinnere mich insbe-sondere an riesige Kröten auf einem Markt in Südchina …

Diese Märkte sind sehr bodenverbunden. In Hongkong sieht man auf dem Markt auch alte Frauen, die sich direkt auf den Boden setzen und dort alle überschüssigen Produkte ihres Gartens anbieten, was manchmal nicht mehr als ein paar Handvoll Sojabohnen ist! Dort ist die Verbindung zwischen Nahrungsmittel und Natur viel besser zu spüren als in einem Geschäft. Das stimmt auch mit der chinesischen Volksweisheit überein, die einem nahe-legt, sich der Herkunft der verzehrten Speisen bewußt zu sein.

Ein chinesisches Sprichwort lautet: »Wenn du Wasser trinkst, denke an die Quelle.«

In Südchina findet man an jeder Straßenecke winzig kleine Märkte mit Auslagen, wo ein-zelne Nahrungsmittel angepriesen werden, aber auch Speisen, die vor Ort gekostet oder mit nach Hause genommen werden können. Es handelt sich um ganz frische und daher sehr energiereiche Nahrungsmittel – kleine, gerade aus dem Wasser gefischte Schalentiere oder Gemüse, das am selben Morgen geerntet wurde.

Im 12. Jahrhundert begeisterte sich der venezianische Entdecker Marco Polo bereits für den Markt in Hang-zhou bei Shanghai, der damals in der Tat zu einem der schönsten

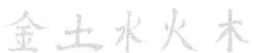

Märkte zählte. Er war davon so beeindruckt, daß er diese Stadt als »Alexandria Chinas« bezeichnete, ein großes Kompliment!

Wir sollten nicht vergessen, daß auch bei uns die Landbevölkerung nur auf dem Wochenmarkt Lebensmittel erstehen konnte, die den Rahmen des Üblichen sprengten – wie zum Beispiel Fisch.

Das änderte sich erst mit dem Vordringen der Supermärkte auch in das kleinste Dorf in den 70er und 80er Jahren.

Unsere Märkte

Kaufen Sie so oft wie möglich auf einem Markt ein. Das ist nicht immer die einfachste Lösung, aber Sie werden es nicht bereuen, denn beim Besuch eines Marktes entdecken Sie eine Welt voller neuer Gerüche, Geräusche und Farben. Außerdem verleiht der Bummel über den Markt dem Einkaufen eine spielerische Note. Man schlendert über den Markt, man geht spazieren. Lassen Sie sich Zeit und genießen Sie das Spektakel um sich herum. Zögern Sie nicht, Ihre Kinder mitzunehmen. Dann werden sie keine kleinen Stadtbewohner, die nicht einmal wissen, wie ein ganzer Fisch aussieht oder daß ein lebendes Huhn Federn hat!

Produkte vom Markt sind energiereicher

Energetisch betrachtet ist die Verbindung zur nährenden Erde wesentlich stärker auf einem Markt als in einem Geschäft. Oft hat der Verkäufer, der Ihre Karotten einpackt, diese vorher selber gesät, gegossen und wachsen sehen, bevor er sie geerntet hat. Denken Sie an die Fischer, die ihren Fang direkt im Hafen anbieten; die Fische wurden erst vor einigen Stunden aus dem Wasser geholt.

Oder denken Sie an die Eier, an denen noch das Stroh vom Hühnerstall klebt ... Produkte vom Obst- und Gemüsemarkt enthalten wesentlich mehr Energie vom Element Erde, was in den Augen der chinesischen Medizin sehr wichtig ist. Gemüse, an dem noch Erde hängt, besitzt unvergleichlich viel mehr Energie als dasselbe Gemüse nach ein paar Tagen hätte, wenn es endlich in den Regalen eines Supermarktes liegt.

Auch wenn der Verkäufer nicht der Erzeuger ist, so findet man auf dem Markt doch vorwiegend lokale Produkte, deren Herkunft die Verkäufer auf den Etiketten immer gewissenhaft angeben. Je nach Marktstand und Produkt kann man sozusagen eine kulinarische Rundreise durch das Land machen.

Denken Sie immer daran, daß für die chinesische Ernährungslehre nur das Produkt ein gutes Produkt ist, welches aufgrund seines Aussehens, seiner Beschaffenheit und seines Geruchs dem Produkt, das Sie im eigenen Garten ernten würden – falls Sie einen hätten –, am nächsten kommt; ein Fisch ist z.B. nur dann gut, wenn er frisch gefangen wurde.

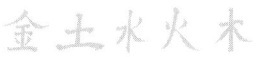

Der Markt: Anregung Ihrer Phantasie

Der Markt regt die Phantasie an, weil er der Reihe nach alle fünf Sinne anspricht: Man sieht die Waren, atmet ihren Duft ein – ein Markt hat einen einzigartigen Eigengeruch, der sich verändert, je nachdem wo man sich gerade befindet.

Hier schallen einem die Schreie der Verkäufer entgegen, die ihre Angebote und Waren der Saison anpreisen, man kann die Waren kosten, berühren … und lernt so, den Wert der Waren zu schätzen und sie gut auszuwählen.

Es wird einem auch wieder bewußt, wie vielfältig die Pflanzenwelt ist. Das Wort »Tomate« kann ebenso eine winzige Cocktailtomate bezeichnen wie eine riesige Fleischtomate – oder eine Strauchtomate, an der noch die Zweige sind. Wußten Sie, daß eine Aubergine rund oder länglich sein kann und so groß wie ein Kürbis oder kaum größer als eine Pflaume und daß manche Sorten eine weiße Haut haben? Diese Vielfalt der Pflanzenwelt ist ein geradezu unerschöpfliches Thema …

Zögern Sie nicht, den Markthändler/die Markthändlerin um Rat zu fragen, sie kennen ihre Produkte genau und wissen auch, wie sie zubereitet werden. Man ist gerne bereit, Ihnen hilfreiche Tips zu geben, wie Sie das Gemüse harmonisch in Ihre Gerichte integrieren können. Auf dem Markt können Sie auch eine besondere Beziehung zu den Händlern aufbauen und deshalb besser bedient werden. Schrecken Sie nicht vor unbekanntem Gemüse unter dem Vorwand zurück, Ihre Mutter habe es auch nicht verwendet; wagen Sie getrost, z.B. Süßkartoffeln oder Schwarzwurzeln zu kaufen. Fast unmerklich wird sich Ihre Ernährung abwechslungsreicher gestalten.

So einfach und lustvoll können Sie sich auf dem Markt der Vorfreude auf Ihre Mahlzeit hingeben und damit auch dem zwanghaften Essen entgehen. Wahrscheinlich werden Sie sich nicht mehr 2mal täglich fragen, was Sie denn zum Mittag- oder Abendessen kochen sollen.

Kurz gesagt: Betrachten Sie den Einkauf nicht als Belastung, sondern als Vergnügen.

Einige praktische Tips

Zuallererst: einen Einkaufswagen auf Rädern kaufen

Das klingt vielleicht banal, aber nur so kann man seine Einkäufe wirklich angenehm erledigen. Man wird es nämlich sehr schnell leid, schwere Einkaufskörbe zu schleppen und deren Inhalt immer wieder im Kofferraum des Autos zu verstauen, bevor man den Einkauf fortsetzen kann. Und nichts kann Ihnen einen Einkaufsbummel über den Markt schneller vermiesen als Einkaufstüten, die Ihnen bereits nach den ersten Käufen die Finger halb abschneiden. Mit einem Einkaufswagen auf Rädern dagegen kann man in aller Ruhe nach Herzenslust über den Markt schlendern und auch noch einmal umkehren, wenn man etwas vergessen hat …

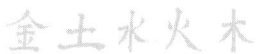

Immer mit vollem Magen einkaufen

So erliegen Sie nicht gefährlichen Versuchungen, denn auf dem Markt sind die Waren zwar gesünder, was den energetischen Wert anbelangt, aber nicht unbedingt empfehlenswert im Hinblick auf den Nährwert. Einige Produkte sind sogar ganz verboten während Ihrer Diät.

Weitere Einkäufe erledigen

Zögern Sie nicht, Ihre Einkäufe z.B. über telefonische Bestellung zu erledigen und einen eventuell vorhandenen Lieferservice von Kaufhäusern in Anspruch zu nehmen. Warum sollten Sie Ihre Zeit damit vergeuden, Waschmittelkartons oder kistenweise Mineralwasser zu schleppen? Sie haben wirklich Besseres zu tun.
Im übrigen werden Sie auf diese Weise zur Vorausplanung erzogen, denn diese Lieferungen sind normalerweise erst ab einem gewissen Bestellwert kostenfrei! Anfangs wird es Ihnen vielleicht noch etwas schwerfallen, Ihr Einkaufsverhalten zu ändern, aber schon bald werden Sie sich über den Zeitgewinn freuen und erleichtert sein, daß Sie von der »Last des Einkaufs« befreit sind.

Die Sinne zum Leben erwecken

Benutzen Sie Ihre fünf Sinne und Ihre Phantasie, wenn Sie die Zutaten zu den Menüs auswählen. Lernen Sie, ein gutes Stück Fleisch, ein Huhn vom Bauernhof oder einen Fisch mit eng anliegenden Schuppen und gut geschlossenen Kiemen zu erkennen. Sie werden erleben, wie Sie immer besser auch Details erkennen können, und damit auch die Qualität Ihrer Käufe verbessern.

Das Sehen

Mit dem Auge müssen Sie mangelhafte Produkte, welkes Gemüse oder Fleisch mit einer schlechten Farbe eindeutig erkennen können.

Der Geruchssinn

So wie gute Gerüche von frischen und gesunden Produkten – wie z.B. der Duft von sonnengereiften Früchten – Ihren Appetit anregen, sollten andere Gerüche abschreckend wirken. So zum Beispiel der Geruch eines nicht mehr frischen Fisches!

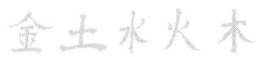

Der Tastsinn

Auf dem Markt ist es meistens erlaubt, Obst und Gemüse anzufassen und zu prüfen. Oft bekommen Sie auch eine Metallschale, damit Sie die Ware selber auswählen können.

Das Gehör

Die vielen Gespräche, die Schreie der Verkäufer, die ihre Waren manchmal wie auf den Märkten von einst anpreisen: All das wird Ihnen helfen, Ihre Wahl zu treffen.

Der Geschmack

Bei vielen Verkäufern können Sie die Ware kosten.
Nach und nach werden Sie lernen, Ihre Einkäufe bewußt zu tätigen und phantasievoll zusammenzustellen. »Sag mir, was du einkaufst und ich sage dir, wer du bist.« Der Inhalt des Einkaufskorbes ähnelt stets dem Besitzer. Scheinbar rein zufällig enthält der Einkaufskorb von Übergewichtigen oft nur denaturierte Produkte und nicht ein einziges frisches oder naturbelassenes Nahrungsmittel …
Im Klartext: Machen Sie sich folgende Gleichung aus China zu eigen:
Qualität (der Ware) + *Vielfalt* (der Menüs) + *Regelmäßigkeit* (Durchhaltevermögen bei der gewählten Lebensweise) = *Gesundheit.*

Die Wachsamkeit: lernen Sie, »nein« zu sagen

Beim Einkaufen muß man immer wachsam sein und stets seine Entscheidung zugunsten der Qualität treffen.
Es ist ganz wichtig, daß Sie lernen »nein« zu sagen, wenn ein Verkäufer Sie zu einem Kauf überreden will, wenn Ihnen ein Fisch nicht gefällt, oder wenn die Dame des Hauses Sie drängt, noch einmal nachzufassen, obwohl Sie gar nichts mehr essen möchten; lernen Sie auch, ein ungesundes Nahrungsmittel abzulehnen … Dieser Schritt ist Teil eines Gesamtkonzeptes. Während des Abnehmens müssen Sie wieder Vertrauen in sich gewinnen (Gewichtszunahme geht häufig einher mit dem Verlust des Selbstwertgefühles) und wieder lernen, sich auch anders zu behaupten als durch Ihre Pfunde. Ich wiederhole mich, aber Sie müssen aktiv werden und Ihre Ernährung, Ihre Gesundheit und Ihr Leben selber in die Hand nehmen.
Genauso wie Sie die Verantwortung für das tragen, was Sie sich in den Mund schieben, sind Sie auch verantwortlich für das, was Sie in den Einkaufskorb legen. Lassen Sie sich nicht gleich von Scheinargumenten des Geschäftsinhabers ins Bockshorn jagen. Nein, es ist überhaupt nicht schwer, einen guten Fisch zu erkennen. Sie müssen nur daran riechen und ihn aufmerksam ansehen.

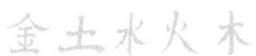

In der Stadt gute Eier zu finden ist auch nicht schwer. Am besten wäre es natürlich, wenn man nur frische, im Stroh des Hühnerstalls aufgelesene Eier essen würde – von Hühnern gelegt, die frei im Hof herumlaufen können, um Körner und kleine Würmer aufzupicken. Sie sind wesentlich besser im Geschmack und energiereicher! Auf den meisten Märkten gibt es einen Stand, an dem ganz frische Eier verkauft werden. Und wenn Sie Ihre Einkäufe in einem großen Supermarkt tätigen müssen, so nehmen Sie einfach die Schachteln mit dem Vermerk »Eier von freilaufenden Hühnern«, die kleine Eier enthalten (55–65 Gramm). Kaufen Sie die Eier immer erst dann ein, wenn Sie sie wirklich brauchen, denn frische Eier sind die besten.

> *»Nein« zu sagen, bedeutet auch »ja« zu sagen*
> *zu einem besseren Bild von sich selbst.*

Die Falle mit den kalorienarmen »Light«-Produkten

Diese Mode verbreitet sich gerade überall und gefährdet unsere ausgewogene Ernährung. Es scheint so, als würde der Kauf eines »Light«-Produktes jegliches Übermaß von vornherein unmöglich machen und als würde man dieses Nahrungsmittel nicht tatsächlich »essen«. Man hat keine Hemmungen, 1 Kilo Quark mit dem Vorwand zu verschlingen, er enthielte mit »0 Prozent Fett in der Trockenmasse« gar kein Fett – als ob diese 0 % Fett aus dem Quark ein Nichtnahrungsmittel machen würden. Mit dieser Einstellung verzichtet man auf jegliche Kontrolle der mengenmäßigen Nahrungszufuhr, was ebenso schädlich wie unlogisch ist. Im übrigen sollte man sich fragen, ob »Light«-Produkte tatsächlich schmecken. Läuft man nicht vielmehr Gefahr, den Gaumen zugunsten einer Abfüllung des Magens um seine sensorischen Fähigkeiten zu betrügen? Freunde der »Light«-Mode riskieren, daß sie jegliche Feinheit des Geschmackssinns verlieren und schon bald keinen Unterschied mehr zwischen einem guten und einem schlechten Produkt erkennen können. Es wäre besser, natürliche und wohlschmeckende Nahrungsmittel in vernünftigen Mengen zu verzehren. Außerdem macht man sich damit mehr Freude! Die Devise lautet »Qualität statt Quantität«. Bleiben Sie bei den einfachen Dingen und bleiben Sie Sie selbst.

Vorausplanen, damit man besser ißt

Sie sollten Ihre Mahlzeiten vorausplanen, damit Sie nicht unkontrolliert essen. Diese Weitsicht müssen Sie unbedingt entwickeln, weil der langfristige Erfolg Ihrer Schlankheitskur davon abhängt. Sie ist wesentlicher Bestandteil Ihrer »Umerziehung«.

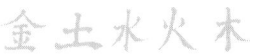

Wenn der Kühlschrank leer ist und sich der Hunger bemerkbar macht, stürzt man sich verhängnisvollerweise auf den Inhalt der Vorratsschränke, der im allgemeinen wesentlich kalorienhaltiger ist (Nudeln, Reis …). Achten Sie daher darauf, im Kühlschrank und Gefrierfach immer eine eiserne Reserve zu haben an
- tiefgekühlten Fischfilets (Kabeljau, Lachs, Merlan)
- tiefgekühltem Blattspinat und Brokkoli
- 1 Schachtel Eier
- wenn möglich, frisches Gemüse

Und warum sollten Sie nicht Ihr Gemüse selber konservieren, was wesentlich schmackhafter ist als die industriell gefertigten Gemüsekonserven? Auch wenn aus energetischer Sicht frisches Saisongemüse durch nichts zu ersetzen ist, kann man mit diesen Konserven doch jederzeit ein gesundes Menü zaubern.
Sie werden auch den Inhalt Ihrer Küchenschränke überdenken müssen. Statt sie mit stärkehaltigen Produkten zu füllen, sollten Sie Platz schaffen für Würzmittel, Kräuter und Gewürze.

Überdenken Sie den Inhalt Ihrer Schränke

Betrachten Sie die Kochkunst mit neuen Augen. Lernen Sie, Würzmittel, aromatische Kräuter und Gewürze zu verwenden, die der schlanken Küche die Strenge nehmen. So können Sie die Alltagsküche amüsant variieren, den Gerichten mehr Farbe verleihen oder – warum auch nicht? – ihnen eine exotische Note geben.
Diese Zutaten haben außerdem den Vorteil, daß das Sättigungsgefühl schneller eintritt, da man bei einer raffinierten Geschmackskomposition schneller satt wird als bei einem Gericht mit fadem Geschmack.
Für die chinesische Energielehre haben Würzmittel eher Yang-Charakter, weil sie einen kräftigen und anregenden Geschmack haben.

Würzmittel/Aromazutaten

- Cornichons und anderes in Essig eingelegtes und mit Kräutern und Gewürzen verfeinertes Gemüse und Pilze passen hervorragend zu kaltem Fleisch.
- Kapern passen ebensogut zu Fleisch wie zu Fisch.
- Senf mit ganzen Körnern (auf alte Art) ist der einzige, der fast kein Öl enthält.
- Essig verhilft den Gerichten zu einer sauren Note und Holzenergie. Es gibt eine Fülle an verschiedenen Essigsorten: Weinessig, Apfelessig, Reisessig, Himbeeressig oder der köstliche Balsamico aus Modena; hinzukommen alle mit den unterschiedlichsten Kräutern angesetzten Essigsorten. Sie haben die Qual der Wahl.

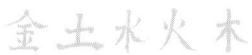

- Asiatische Saucen wie Nuoc-Mam, Sojasauce, Tamari, Paprikapüree oder Harissa-Püree verwandeln das einfachste Gericht in eine fernöstliche Köstlichkeit. Mit Sojasauce kann man Saucen auch karamelisieren, was ihnen einen delikaten salzig-süßen Geschmack verleiht. Sie sollten allerdings vorsichtig damit umgehen, da Sojasauce sehr salzig ist. Selbstverständlich sollten Sie nicht zusätzlich salzen. Verwenden Sie lieber japanische Saucen, weil sie feiner und süßer sind als chinesische Saucen.
- Tomatenmark verleiht den Speisen einen angenehm süßsauren Geschmack und eine schöne Farbe.
- Zitronen, Limetten und andere Zitrusfrüchte geben Fisch und Gemüse eine originelle Note.
- Exotische Gewürzmischungen ermöglichen interessante und schmackhafte kulinarische Erfahrungen. Ich führe hier nur die bekanntesten an, z.B. Curry – je nach Geschmack können Sie Curry aus China oder dem Fernen Osten verwenden oder indischen Curry, der würziger schmeckt. Kennen Sie Fünfgewürz? Es besteht aus Sternanis, Zimt, Gewürznelke, Sezchuan-Pfeffer und Süßholzwurzel, oftmals ist darin auch Kardamom, Koriander, Fenchel, Paprika und Pfeffer enthalten.
- Öle zählen zu den unerläßlichen Zutaten der schlanken Küche, vorausgesetzt man verwendet sie mit äußerster Sparsamkeit. Meistens wird das Öl nur mit einem Küchenpapier in der Pfanne oder im Topf verteilt. Sie sollten Olivenöl oder Sesamöl bevorzugen, die für Herz und Blutgefäße besonders gut sind. Nehmen Sie Sonnenblumenöl, wenn Ihnen ein neutralerer Geschmack lieber ist.

Kräuter und Gewürze

Diese köstlichen kulinarischen Zutaten werden in den meisten Fällen schon seit altersher verwendet.

Basilikum

Obwohl es eigentlich aus Indien stammt, ist Basilikum doch der unbestrittene König der mediterranen Küche, die es um Spezialitäten wie Pistou oder das italienische Pesto bereichert hat. Es enthält viel Beta-Carotin und wirkt anregend und verdauungsfördernd. Verwenden Sie bevorzugt frisches Basilikum (oder zur Not tiefgekühltes). Es wächst unproblematisch im Gemüsegarten oder auf dem Balkon.

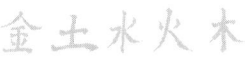

Bohnenkraut

Auch dieses Gewürz ist ein aromatisches Kraut, das nach Provence riecht und Fleisch, gegrilltem Fisch und Gemüse einen sommerlichen Geschmack verleiht. Es wirkt anregend und hat auf den Verdauungstrakt eine deutlich antiseptische Wirkung.
Verwenden Sie es vor allem frisch. Pflücken Sie wildes Bohnenkraut bei Ihren Spaziergängen oder bauen Sie es im Garten an.

Dill

Dill kommt ursprünglich aus Kleinasien, ist aber bereits seit langem in ganz Europa verbreitet. Er enthält viel Beta-Carotin und Vitamin C und wirkt anregend und verdauungsfördernd.
Dill paßt besonders gut zu Fisch und ist ein hervorragendes Gewürz für eingelegtes Gemüse.
Sie sollten am besten frischen Dill verwenden. Sie können ihn ganz leicht im Gemüsegarten oder auf dem Balkon selber anpflanzen.

Estragon

Estragon stammt aus den sibirischen Steppen und hat verdauungsfördernde und appetitanregende Wirkung – verwenden Sie also nicht zuviel davon. Es paßt hervorragend zu Gemüse, auch eingelegtem, und Geflügel.
Verwenden Sie bevorzugt frisches Estragon. Es wächst unproblematisch im Gemüsegarten oder auf dem Balkon.

Gewürznelken

Nelken sind die getrockneten Blütenstempel vom Gewürznelkenbaum und haben antiseptische und verdauungsfördernde Wirkung. Sie verleihen Obstkompotten und Fleischgerichten eine exotische Note. Aber aufgepaßt: Nelken sollten Sie nur sparsam verwenden, da ihr starker, etwas nach Medizin schmeckender Eigengeschmack sonst alle anderen Geschmäcker überdeckt. Nelken werden immer getrocknet verwendet.

Gewürzlorbeer

Die alten Griechen weihten das Lorbeerblatt dem Gott Apollo. Lorbeer wirkt appetitanregend, verdauungsfördernd und beruhigend. Man bindet ihn neben anderen Gewürzen zu einem Gewürzstrauß, der mit den Speisen mitgekocht und vor dem Servieren entfernt wird (bouquet garni). In dieser Form verfeinert er Fleischbrühen und Gerichte aus dem Schmortopf.
Lorbeerblätter können frisch oder getrocknet verwendet werden. Die Pflanze gedeiht überall im mediterranen Klima.

Ingwer

Ingwer stammt aus Südostasien und ist ein echtes Stärkungs- und Anregungsmittel; die angeblich aphrodisierende Wirkung ist allerdings reine Phantasie. Außerdem ist Ingwer verdauungsfördernd. Seine leichte Schärfe paßt ausgezeichnet zu Fisch- und Fleischgerichten (insbesondere zu Huhn). Man verwendet die frischen Ingwerwurzeln.
Sie können versuchen, die Pflanze auch im Topf zu ziehen: Kaufen Sie eine ganz frische Ingwerwurzel, pflanzen Sie sie in einen Topf und gießen Sie mäßig (1mal pro Woche). Sobald die ersten Keime auftauchen, können Sie die Wurzel aus der Erde nehmen, ein Stück davon abschneiden und dann wieder für die nächste Kultur einpflanzen, und so weiter. Wenn Sie sich um Ihre Pflanze kümmern, werden Sie immer frischen Ingwer zur Hand haben. Falls Ihnen das zu umständlich sein sollte, dann können Sie Ingwer auf allen Märkten und in gut sortierten Lebensmittelgeschäften kaufen.

Kerbel

Kerbel enthält viel Vitamin C, fördert die Verdauung und wirkt anregend; er verleiht Gemüse einen delikaten Geschmack.
Verwenden Sie bevorzugt frischen Kerbel. Die Pflanze können Sie unproblematisch im Gemüsegarten oder auf dem Balkon anbauen.

Knoblauch

Knoblauch ist einer der Pfeiler der mediterranen Küche, aber er wird traditionell auch in der asiatischen Küche verwendet. Angebaut wird er überall in Europa, wo ein gemäßigtes Klima herrscht.
Knoblauch ist besonders gesund, weil er reich an Vitamin A, B1, B2 und Niacin ist. Er zählt auch zu den besten Quellen für Selen, einem Antioxidans. Zudem enthält er eine antiseptische und antibiotische Substanz.
Aber Knoblauch hat auch zwei große Nachteile ... Zum einen ist er schwer verdaulich, obgleich die Sache schon wesentlich besser wird, wenn man den Keim herausschneidet (den grünen Teil in der Zehe).

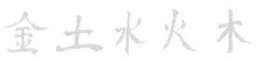

Der zweite »Makel« ist wesentlich schwerer zu beheben. Ein Teil seiner Wirkstoffe wird nämlich über den Atem ausgeschieden, egal was man tut. Begrenzen können Sie den Schaden, indem Sie Petersilie oder Koriander kauen, aber der Knoblauch wird sich immer noch bemerkbar machen.

Ich empfehle Ihnen daher, ganze Knoblauchzehen anzubraten oder kurz mitzukochen und dann zu entfernen. Dieses Verfahren erspart Ihnen die Ausdünstungen und schont den Magen-Darm-Trakt.

Koriander

Koriander wird oft mit glattblättriger Petersilie verwechselt; er wirkt verdauungsfördernd und anregend. Man kann ihn für Gemüse- oder Geflügelgerichte verwenden.

Man verwendet die frischen Blätter, die Sie auf dem Markt oder in Asienläden kaufen können, und die getrockneten Früchte (kleine Körner). Sie können Koriander an einer geschützten Stelle im Gemüsegarten oder auf dem Balkon anbauen.

Kümmel

Diese Pflanze wächst in Asien und wirkt nicht nur verdauungsfördernd, sondern verleiht Fleischgerichten auch eine deutlich exotische Note.

Es werden die getrockneten Körner der Pflanze verwendet.

Minze

Minze wirkt beruhigend, verdauungsfördernd und krampflösend, was auch den asiatischen Brauch erklärt, nach dem Essen Minztee zu trinken. Die auf diese Weise zugeführte Yang-Energie hilft bei der Verdauung der Nahrung. Minze verfeinert traditionellerweise frische und gekochte Früchte; sie verleiht aber auch Eieromeletten eine originelle Note, die dadurch einen interessanten Geschmack bekommen.

Verwenden Sie am besten frische Minze, die immer vor der Blüte geerntet werden muß. Minze gedeiht hervorragend im Garten oder auf dem Balkon.

Muskatnuß

Muskatnuß paßt ausgezeichnet zu Eiern und Gemüse, vor allem Blumenkohl.

Man verwendet die getrocknete Muskatnuß. Kaufen Sie am besten ganze Nüsse, die Sie nach Bedarf mit der Muskatreibe über die Gerichte reiben.

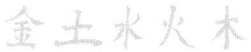

Myrte

Myrte riecht nach Heide und Unterholz, gibt Fleisch und Geflügel einen Geschmack, der an Wildnis erinnert, und macht sie leichter verdaulich.
Meistens werden die frischen oder getrockneten Beeren verwendet. Wenn Sie Gelegenheit dazu haben, sollten Sie Anfang Herbst einige Beeren sammeln.

Oregano

Oregano wird manchmal auch Majoran genannt, was aber eigentlich nicht ganz richtig ist; Oregano ist die wildwachsende Art, Majoran die Kulturpflanze. Oregano gibt Gemüse und Fleisch eine mediterrane Note und wirkt unter anderem anregend.
Verwenden Sie am besten frisches Oregano oder Majoran; Sie können die Pflanze in Ihrem Gemüsegarten oder auf dem Balkon anbauen. Im Winter wird das getrocknete Gewürz verwendet.

Paprikaschoten

Paprikaschoten zählen zu den Vitamin-C-reichsten Nahrungsmitteln, enthalten aber auch Vitamin B1, B2 und Niacin.
Sie können die verschiedenen Paprikasorten frisch oder getrocknet verwenden … aber Vorsicht, Ihre Gerichte können unerträglich scharf werden. Es gibt nämlich eine Fülle an Paprikasorten: von den milden Paprikaschoten aus dem Mittelmeerraum über die relativ harmlosen mexikanischen Jalapeños bis hin zu den scharfen Chilischoten von den Antillen, die ebenso klein wie gefürchtet sind. Wenn Sie den Paprikasorten die Schärfe etwas nehmen möchten, müssen Sie sie aufschneiden und innen die weißen Teile und die Kerne sorgfältig entfernen … und vergessen Sie nicht, sich anschließend die Hände gut zu waschen!
Vorsicht: Wer einen empfindlichen Magen hat (und z.B. in der Vergangenheit bereits Probleme mit Magenschleimhautentzündung oder einem Magen-, bzw. Zwölffingerdarmgeschwür hatte, sollte Paprika meiden, weil ansonsten die Probleme wieder zurückkehren könnten.

Petersilie

Petersilie enthält viel Beta-Carotin und Vitamin C. Sie zählt zu den am häufigsten verwendeten Gewürzen. Der Grund liegt auf der Hand: sie paßt zu allen Nahrungsmitteln!
Verwenden Sie am besten frische Petersilie vom Markt oder aus Ihrem Garten oder vom Balkon.

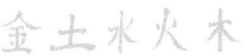

Pfeffer

Pfeffer zählt zu den gebräuchlichsten Gewürzen und ist zweifellos das einzige, ohne das keine Küche auskommen kann!

Sie sollten allerdings die verschiedenen Sorten unterscheiden können und bewußt einsetzen. Grüner Pfeffer, schwarzer Pfeffer und weißer Pfeffer kommt von der gleichen Pflanze, wird aber zu unterschiedlichen Reifezeiten geerntet. Rosa Pfeffer oder Jamaikapfeffer stammt von einer anderen Pflanze, die kleinen Pfefferkörner schillern in allen Farben. Probieren Sie ihn ruhig zu Ihren Rezepten aus.

Pfeffer müssen Sie unbedingt als ganze Körner kaufen und erst bei Bedarf selber mahlen. Gemahlener Pfeffer wird in der Regel aus Körnern minderer Qualität hergestellt und verliert bald seinen Geschmack.

Rosmarin

Rosmarin wirkt antiseptisch, anregend, verdauungsfördernd und beruhigend und ist außerdem exzellent fürs Gedächtnis. Rosmarin paßt bestens zu Fisch, Fleisch und gegrilltem Gemüse. Von diesem immergrünen Strauch werden vorzugsweise außerhalb der Blütezeit die obersten Zweige verwendet. Verwenden Sie möglichst frischen Rosmarin. Er gedeiht leicht im Garten.

Safran

Safran ist die Königin der Gewürze und auch das teuerste Gewürz, weil es per Hand von den Blütennarben einer orientalischen Krokusart geerntet werden muß. Es zählt zu den besonderen Gewürzen der mediterranen Küche; ohne Safran hätten weder Paella noch Risotto milanese die uns wohlbekannte goldgelbe Farbe. Verwenden Sie es, um Gerichten Farbe zu verleihen und ihnen einen leicht exotischen Geschmack zu geben; gleichzeitig werden sie auch leichter verdaulich.

Safran wird in getrockneter Form und in luftdicht verschlossenen kleinen Kapseln verkauft. Safran ist zwar teuer, wird aber auch nur in winzigen Mengen verwendet.

Schalotten

Schalotten zählen zur selben Familie wie Knoblauch und Zwiebel und haben ähnliche Eigenschaften wie ihre wohlbekannten Verwandten; allerdings sind sie feiner im Geschmack.

Sie werden frisch oder getrocknet verwendet. Probieren Sie doch einmal die graue Schalotte, die stärker im Geschmack ist als die klassische rote Variante. Sie sollte länger gekocht werden, weil sie fester ist.

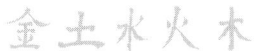

Schnittlauch

Schnittlauch enthält viel Vitamin C und wirkt leicht abführend und entwässernd, was ihn zu einem ganz besonderen Gewürz im Rahmen einer Schlankheitskur macht. Er schmeckt vorzüglich zu Gemüse aber auch zu Quark. Ein guter Tip, um Ihren Speiseplan abwechslungsreich zu gestalten.
Verwenden Sie ihn bevorzugt frisch. Schnittlauch können Sie unproblematisch im Gemüsegarten oder auf dem Balkon anbauen.

Sternanis

Sternanis gibt Fleisch eine interessante Note und Obstkompotten einen originellen Anisgeschmack. Anis ist verdauungsfördernd.
Man verwendet die getrocknete Schote der Pflanze.

Thymian

Wie sein wildwachsender Bruder erinnert Thymian sofort an schmale Pfade in der Provence. Auch Thymian wird als fester Bestandteil des Bouquet garni (s. S. 147) verwendet und verfeinert sowohl Fleisch als auch Gemüse. Thymian hat antiseptische und antioxidierende Wirkung.
Verwenden Sie frischen Thymian, er kann leicht in jedem Gemüsegarten, Garten oder auf dem Balkon angebaut werden.

Wacholder

Die kleinen Wacholderbeeren verleihen Gin seinen charakteristischen Geschmack und passen ausgezeichnet zu fettem Fisch aus kalten Meeresgewässern (Hering, Makrele). Wenn Sie Gelegenheit dazu haben, sollten Sie sich gegen Ende des Sommers selber Wacholderbeeren pflücken; sie schmecken frisch ganz besonders gut.

Zimt

Zimt wirkt antiseptisch und verdauungsfördernd; traditionell werden damit Obstkompotte gewürzt, aber man kann damit auch ganz vorzüglich mediterrane Gemüsegerichte, wie z.B. Ratatouille, verfeinern.
Zimt wird getrocknet verwendet. Kaufen Sie am besten gemahlenen Zimt, weil es ziemlich schwer ist, selber eine Zimtstange zu reiben.

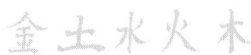

Zwiebel

Die Zwiebel stammt ursprünglich aus Westasien, wo sie wild wächst. Mittlerweile hat sie sich fast überall auf der Welt ausgebreitet. Sie enthält viel Vitamin A, B1, B2, Niacin, B5, C und E und hat außerdem antiseptische und antibiotische Wirkung. Vor allem gekochte Zwiebeln verbessern die Darmtätigkeit, außerdem sind sie so leichter verdaulich.
Heute ist die Zwiebel in fast allen Ländern in Ost und West Grundbestandteil der traditionellen Küche. Probieren Sie ruhig verschiedene Sorten, vor allen Dingen auch frische Zwiebeln und Frühlingszwiebeln, die besonders energiereich sind.

Das war nur ein kurzer Überblick über die bekanntesten Gewürze und Kräuter. Probieren Sie ruhig auch exotischere oder seltenere Gewürze, wenn Ihnen der Sinn danach steht.
Vorsicht: Sie haben gelesen, daß einige der oben angeführten Gewürze auch appetitanregend wirken. Gehen Sie sparsam damit um, denn es wäre unsinnig den Appetit ausgerechnet dann anzuregen, wenn Sie sich gerade darum bemühen, ihn besser zu kontrollieren!
Bewahren Sie die getrockneten Kräuter in einem luftdicht geschlossenen Gefäß und vor Lichteinfall geschützt in einem trockenen, gut durchlüfteten Schrank auf. Lagern Sie die Kräuter nicht zu lange, denn sie würden an Geschmack und Qualität verlieren. Das gilt nicht nur für die gekauften, sondern auch für die Kräuter, die Sie selber gesammelt und getrocknet haben.

Außerdem ...

Vergessen Sie auch nicht die Sesamkörner. Sie sind exzellent für die Gesundheit und verfeinern auch einfache Gerichte. Kaufen Sie Ihre Sesamkörner in Asien- oder Gesundheitsläden und variieren Sie die Gaumenfreude, indem Sie abwechselnd hellen und dunklen Sesam kaufen. Sesam können Sie einfach so verwenden oder in einer antihaftbeschichteten Pfanne trocken anrösten. Geben Sie ihn in eine heiße Pfanne und rösten Sie ihn unter ständigem Rühren an, bis er in der Pfanne leicht »springt«. Anschließend könnten Sie ihn auch mit einem Mörser zerstoßen.
Nur mit einem Hauch dunklem Sesam bestreut, wird z.B. ein hartgekochtes halbiertes Ei zu einer asiatischen Vorspeise.
Sie könnten auch Gomasio verwenden, eine fertige Mischung aus gegrillten und zerstoßenen Sesamkörnern mit Salz, die in Reformkostläden verkauft wird.

Von der Qualität der Nahrungsmittel hängt die Qualität der Nahrungsmittelverarbeitung ab:
Kochen – Gerüche – Genuß – Verdauung – Aufnahme – Umwandlung in Energie

金土水火木

DIE ZUBEREITUNG DER MAHLZEITEN

Ein Gericht, das man mit Zeit und Mühe selber zubereitet hat, ißt man anders als ein gekauftes Fertiggericht. Alles, was man selber kocht, ist mit Kunst und Liebe verbunden, aber auch eine gute Investition in sich selbst und in seine Gesundheit.
Die Zubereitung einer Mahlzeit sollte nicht als Belastung empfunden werden, sondern ganz im Gegenteil als eine Freude. Für mich persönlich ist damit ein gewisses sinnliches Gefühl verbunden.
Außerdem kann man während der Zubereitung der Mahlzeiten entspannen und dadurch das Hungergefühl besänftigen. Deshalb kommt man weniger in Versuchung, die Nahrungsmittel hinunterzuschlingen.

Kochkünste überdenken

Bemühen Sie sich, Ihre Kochkünste aus einem anderen Blickwinkel zu betrachten – falls Sie Lust dazu haben, könnten Sie auch einen Kochkurs in Sachen leichte Küche besuchen. Lassen Sie sich ruhig von den Rezepten inspirieren, die in Zeitschriften oder in Fernsehsendungen vorgestellt werden. Beschränken Sie sich nicht nur auf die als »leicht« bezeichneten Gerichte, denn mit ein paar Tricks kann man fast alle Gerichte vereinfachen und »schlanker« gestalten.
Sie müssen – auch hier – lernen, Ihre Phantasie zu gebrauchen, um zu reichhaltige Zutaten so zu ersetzen, daß die Gerichte Ihren neuen Ernährungsregeln entsprechen: statt Crème fraîche nehmen Sie Quark (Ihre Tagesration wird dann ebenso verwendet), Fleisch und Gemüse wird nicht mit Fett, sondern in einer Rinder-, Gemüse- oder Geflügelbouillon gegart, etc.
Lernen Sie ganz einfach, Ihre Menüs abzuwandeln. Nichts ist langweiliger als jeden Tag die gleichen Gerichte auf dieselbe Weise zubereitet zu essen ... oder immer die gleichen Speisen zu kochen! Trauen Sie sich, Kochweise und Zutaten zu variieren.

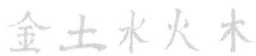

Die Küche

Ich empfinde die Küche als Zauberwerkstatt, weil Nahrungsmittel dort zu Speisen werden. Man könnte sie auch als Labor betrachten.
Je nach Ausstattung und Sauberkeit wird die Küche einer Rumpelkammer oder einem Ort voll gesunder Freuden gleichen. Der gewählte Küchenstil spielt keine Rolle, vorausgesetzt, die Küche wirkt angenehm, warm und einladend.

Kochgeschirr für die »Fünf Elemente-Küche«

Eine gelungene Mahlzeit hängt von der richtigen Auswahl der Zutaten und einer geeigneten Küchenausstattung ab. Es wäre z.B. völlig zwecklos, ein Nahrungsmittel ohne Fett in einer Pfanne zu garen, in der es am Boden ansetzt.

Das Kochgeschirr

Zu jeder Küchenausstattung sollten mindestens folgende Gegenstände gehören:

- ein Schmortopf aus Eisen mit dickem Boden
- ein Bräter mit Antihaftbeschichtung und relativ dickem Boden sowie ein passender Deckel zum Dünsten
- ein Dampfkochtopf oder zumindest ein entsprechender Einsatz zum Dampfgaren
- einige Töpfe
- einen Satz antihaftbeschichteter Pfannen in unterschiedlichen Größen

Dies ist natürlich nur die Basisausstattung.

Die abwechslungsreiche leichte Küche

Im folgenden ein kurzer Überblick über die Utensilien einer leichten Küche, von den klassischen zu den modernen, von den traditionellen zu den exotischen.
Zum Schmoren: Pfannen, die auch in den Backofen geschoben werden können, marokkanische Tajine-Teller, Terracotta-Bräter und antihaftbeschichtete Töpfe.
Zum Kochen im Wasser: die Töpfe der Mongolen, japanische Sukiyaki-Töpfe und elektrische Schmortöpfe, in denen man die Gerichte auf ganz kleiner Flamme köcheln lassen kann, ohne darauf aufzupassen.

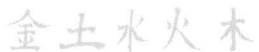

Zum Dampfgaren: die netten chinesischen Bambuskörbchen, die auf einen Topf aufgesetzt werden oder auf eine mit kochendem Wasser gefüllte alte Pfanne; die Dampfgarelemente aus perforiertem Pyrex, einem hitzebeständigen Material, die auf Töpfe aufgesetzt werden; oder die Töpfe zum Dampfgaren mit mehreren Etagen.

Um Energie zu sparen und die Aromen der Nahrungsmittel miteinander zu verbinden, haben die Chinesen lange vor unserer Zeit das Dampfgaren von Gemüse – über dem Fleisch – in einem Gerät eingeführt, das *zheng* genannt wurde und wie ein Couscous-Topf aussah.

Zum Braten: antihaftbeschichtete Pfannen, Töpfe und Woks, eine Art großer, tiefer Pfanne mit Griffen, die in China seit dem 7. Jahrhundert verwendet wird. Woks sind heute in antihaftbeschichteter Ausführung zu bekommen, sogar als hochmodernes elektrisches Gerät mit Thermostat.

Zum Grillen: Grillroste, die auf die Kochplatte gelegt werden können oder Tischgrills – das non plus ultra ist eine dicke Eisenplatte, auf der man fettfrei grillen kann und keine Nahrungsmittel festhaften, und zwar unabhängig von der Wärmequelle –, Holzkohlegrills oder Elektrogrills, die je nach Ausführung drinnen oder draußen verwendet werden.

Ich möchte auch die automatischen Dampfkochtöpfe nicht unerwähnt lassen oder die doppelwandigen Kochtöpfe, zum Garen im Wasserbad.

Sie sehen, die leichte Küche wird nur dann langweilig und fade, wenn Sie selbst nichts ausprobieren …

Kleiner Führer der leichten Küche

Die traditionelle chinesische Küche zeichnet sich auch durch die unendliche Vielfalt der Kochmethoden aus. Ein Kochbuch des Kaiserhofes listete bereits 600 Jahre v. Chr. 20 verschiedene Methoden auf. Moderne Kochbücher beschreiben ebenfalls mehrere Dutzend, angefangen bei den allereinfachsten bis hin zu besonders anspruchsvollen Garmethoden.

Zu den Grundformen gehören das Ragoutkochen (die *Dun*-Methode), das Garen auf ganz kleiner Flamme (die *Wei*-Methode), das Dampfgaren (die *Ju*-Methode) und das Kochen mit dem Wok (die *Chao*-Methode) bis hin zum Garen eines Bratens (die *Kao*-Methode).

Das Kochen mit Wasser

Dies ist sicherlich die einfachste aller Garmethoden. Man gibt die Nahrungsmittel in kochendes Wasser, bis sie gar sind. Wenn man Fisch oder insbesondere Fleisch so kocht, sollte man Kräuter zum Kochwasser geben.

Wenn die Nahrungsmittel nur einige Minuten in kochendes Wasser gegeben werden, spricht man vom Blanchieren. Diese Garmethode ist besonders schonend für die Vitami-

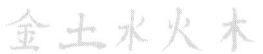

ne, und das Gemüse bleibt schön knackig. Natürlich kann man so nur Gemüse kochen, das schnell gar ist, wie z.B. Spinat, Brokkoli oder grüne Bohnen.

Dampfgaren

Beim Dampfgaren wird auch Wasser verwendet, allerdings sind die Lebensmittel nicht direkt im Wasser, sondern befinden sich in einem durchlöcherten Korb oberhalb des kochenden Wassers.
Das Dampfgaren ist am besten geeignet für Fisch und Gemüse, auch wenn in China oft Fleisch und Geflügel so gegart werden – für unseren westlichen Gaumen wirkt das Resultat allerdings etwas fade.
Beim Dampfgaren muß man Nahrungsmittel hinterher nachsalzen.

Schmoren im Schmortopf oder Bräter

Man gart das Fleisch, den Fisch oder das Gemüse in einem Topf mit dickem Boden und Deckel – in der Regel einem Schmortopf – mit einem Hauch Öl und etwas heißem Wasser (damit die Speisen nicht am Boden ansetzen). Der Nachteil der Methode ist, daß sie etwas länger dauert.

Garen in der Alufolie

Das ist eine schnelle Variante des Schmorens. Man legt das Gargut auf ein Stück Haushalts-Alufolie (entweder besonders dicke Folie nehmen oder zwei übereinanderlegen) oder hitzebeständiges Backpapier, würzt das Gargut und fügt Kräuter nach Wahl hinzu. Dann faltet man die Alufolie zu und läßt das Gericht im Backofen schmoren oder über Dampf garen.
Garen in der Alufolie ist ideal für Fisch, kann aber auch für Gemüse und Obst verwendet werden.

Dünsten

Man brät das Gargut in einer leicht gefetteten Pfanne, einem Wok oder Schmortopf schnell an, übergießt es dann mit wenig Brühe oder Wasser und läßt es bei sehr kleiner Hitze langsam fertig garen.
Diese Methode eignet sich hervorragend für Fleisch, auch mit Gemüsebeilage.

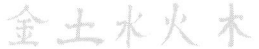

Garen im Backofen

Man legt den Braten oder den Fisch in eine feuerfeste Form, würzt ihn, fügt Kräuter nach Belieben hinzu und gibt ihn dann in den Backofen. Ab und zu muß die Garzeit überprüft und – wenn nötig – heißes Wasser zugegeben werden, damit der Braten nicht trocken wird.
Wenn man fettes Geflügel, wie z.B. Ente, im Backofen brät, legt man in die Form einen Rost und darauf das Geflügel, damit es nicht im eigenen Fett liegt. So kann nach und nach das Bratfett abgeschöpft werden. Darauf achten, daß die Ente nicht trocken wird!

Braten in der Pfanne oder im Wok

Verwenden Sie am besten antihaftbeschichtete Pfannen; wischen Sie sie mit einem in Oliven- oder Sesamöl getränktem Küchenpapier aus und warten Sie, bis die Pfanne richtig heiß ist, bevor Sie Fleisch oder Gemüse hineingeben, damit sich die Poren schnell schließen. Schnell anbraten.

Grillen

Grillen kann man im Backofen auf dem Rost, auf einer Spezialplatte oder mit einem echten Grill. Fett schmilzt langsam und verbrennt nach und nach. Grillen ist besser geeignet für Fleisch oder Fisch, weniger für Gemüse. Man sollte nicht zu häufig grillen, weil dabei krebserregende Substanzen freigesetzt werden (in den verbrannten Bestandteilen).
Wenn Sie Fleisch, Fisch und Geflügel auch mal in eine Marinade einlegen, sorgen Sie für kulinarische Abwechslung. Machen Sie eine Marinade aus Zitronensaft, Kräutern und etwas Olivenöl, legen Sie Fleisch, Fisch oder Geflügel darin ein, und lassen Sie es vor dem Grillen einige Stunden im Kühlschrank durchziehen.

Kochen in der Mikrowelle

Blicken Sie nicht verächtlich auf diese moderne Kochmethode, der Vorteil liegt eindeutig in ihrer Schnelligkeit. Mit dem Mikrowellenherd können Sie in kurzer Zeit dünsten, im Backpapierwickel garen und natürlich vorher zubereitete Gerichte schnell aufwärmen oder Tiefgefrorenes auftauen. Diese Garmethode eignet sich am besten für Fisch, einige Gemüsesorten und Fleisch.

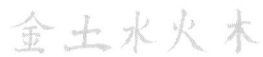

Was es sonst noch so gibt …

Auch andere ungewöhnlichere Kochmethoden sollten wir nicht vergessen.

• Kochen auf dem heißen Stein: Fleisch, Fisch oder Gemüse wird auf einem heißen Stein in der Mitte des Tisches gebraten. Das ist richtig unterhaltsam! Ihre Freunde werden bestimmt nicht argwöhnen, daß sie auf Diät gesetzt werden, nur weil auf dem heißen Stein gebraten wird. Es liegt an Ihnen, diskret allzu reichhaltige Saucen zu vermeiden.
• Backen in der Salzkruste: einfach und köstlich. Bestreuen Sie den Boden einer feuerfesten Form großzügig mit einer Schicht grobem Salz (am besten Meersalz) und legen Sie dann Fisch (am besten einen ganzen Fisch), Geflügel oder Fleisch in die Form. Mit Kräutern nach Wahl bestreuen und dann großzügig mit grobem Meersalz bedecken – auch die Seiten. Wundern Sie sich nicht: Je nachdem wie groß das Gargut ist, benötigen Sie 2–3 Kilo grobes Salz.
Dann die Form in den Backofen geben. Die Garzeit für Fisch beträgt ca. 30 Minuten, für Fleisch ca. 30–40 Minuten (je nachdem wie durchgegart Sie das Fleisch gerne haben) und 45 Minuten für ein Huhn. Brechen Sie beim Servieren die Salzkruste vorsichtig auf und nehmen Sie den fertiggegarten Fisch oder das Fleisch heraus. Auf diese Weise erhalten Sie ein besonders zartes und köstlich gesalzenes Fleisch – es ist perfekt und keineswegs zu salzig.
Sie können das grobe Salz wieder trocknen lassen und für das nächste Backen in der Salzkruste aufbewahren. Achten Sie aber darauf, daß Sie das Salz wieder für dieselbe Art Lebensmittel verwenden, damit kein unerwünschter Geschmack angenommen wird (Huhn, das nach Fisch schmeckt und umgekehrt).
• Fleischfondue in der Gemüsebrühe: Jeder Gast gart sein in dünne Streifen geschnittenes Fleisch und Gemüse selbst. Es wird auf die Fonduegabel aufgespießt oder auf einen kleinen Schaumlöffel gelegt und in der Mitte des Tisches in einer auf dem Rechaud köchelnden Hühnerbrühe gegart. Es gibt dafür Spezialgeschirr, aber ein Fonduetopf mit Rechaud tut's auch. Machen Sie eine Hühnerbrühe und schöpfen Sie das Fett gut ab … Auch das ist eine nette Idee für Einladungen: Sie müssen weder Ihre Diät unterbrechen noch haben die Gäste den Eindruck, daß sie nicht satt werden! Sorgen Sie für Mixed Pickles und ausgefallene Saucen für das Fleisch. Sie selber sollten sich nur an die kalorienarmen Saucen halten.

Die Kunst, Nahrungsmittel zu »yangisieren« oder »yinisieren«

Je nach Kochmethode kann man den ursprünglichen Yin- oder Yang-Charakter eines Nahrungsmittels verstärken oder ihm entgegenwirken.

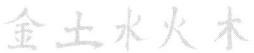

Die Grundregel: Jedes Kochen mit Wasser, d.h. mit Wasser oder Dampf, »yinisiert« (reichert die Lebensmittel mit Yin an), und Kochmethoden ohne Wasser »yangisieren«. So kann man den Gehalt an Yin- und Yang-Energien beeinflussen.

Energetisch betrachtet ist es ein häufig begangener Fehler, rote Rüben in Wasser zu kochen, da sie als Wurzelgemüse ohnehin schon sehr reich an Yin-Energie sind.

Wenn man sie aber wie mein Gemüsehändler auf dem Holzofen kocht, werden sie etwas yangisiert und kommen dem Gleichgewicht zwischen Yin und Yang näher. Man sollte also sehr yin-reiches Gemüse, wie Chicorée und Zucchini, besser dünsten oder in der Pfanne braten, anstatt es in Wasser zu kochen.

Dieser Ausgleich ist aber nicht immer möglich, weil manche Gemüsesorten, wie z.B. Spargel, immer Yin-Charakter behalten werden: Er wächst nicht nur teilweise unter der Erde, sondern wird auch im Wasser gekocht. Da Spargel die Nieren reinigt, das Yin-Organ schlechthin, sieht man deutlich, welche Beziehung zwischen Energielehre und Gesundheit besteht.

Das Garen von Gemüse in einem Einsatz über dem Fleisch verbindet in geradezu idealerweise Yin und Yang: Das Fleisch gart unten im Topf wie in einem Schmortopf, d.h. auf Yang-Art, und das Gemüse oben gart wegen dem vom Fleisch aufsteigenden Dampf nach Yin-Art.

Einige praktische Tips

- Gewöhnen Sie sich an, ohne oder fast ohne Fett zu kochen.
- Zerkleinern Sie das Gemüse in einer Küchenmaschine, damit es schneller gar wird.
- Lernen Sie die Kochgeräusche schätzen, sie ändern sich mit der Kochmethode. Lernen Sie das Küchenlatein und freuen Sie sich darüber. Riechen Sie die delikaten Düfte Ihrer Gerichte.
- Bemühen Sie sich, einfache Gerichte zu kochen. Gute Zutaten müssen weder kompliziert zubereitet werden noch bedarf es ausgefallener Saucen. Ursprünglich wurden Saucen übrigens erfunden, um in einer Zeit, in der die Konservierungsmethoden noch sehr unvollkommen waren, den Geruch minderwertiger oder nicht mehr frischer Speisen zu verbergen. In den alten Koch- und Diätbüchern galt folgende Regel: Je ungesünder die Hauptzutat war (wie z.B. Aal), desto komplizierter und pikanter war die dazu gereichte Sauce. Auch ein fade schmeckendes Produkt braucht eine kräftige Sauce.
- Lernen Sie, den wahren Genuß wiederzuerkennen, den Geschmack guter Dinge. Eine dicke Sauce würde bei einem frischen Fisch den Geschmack nach Meer überdecken. Der Gaumen muß die Qualität der Speisen erkennen können.
- Und essen Sie natürlich nicht die Hälfte der Gerichte schon bei der Zubereitung, unter dem Vorwand, Sie würden nur kosten!

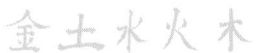

DIE MAHLZEITEN
GENIESSEN, STATT FRESSEN

> »Ich möchte, daß Essen ein Ritual ist, denn das Ritual verleiht Heiligem die Größe.«
> René Villon

Die Mahlzeiten in Ruhe und Frieden einzunehmen, ist eine wichtige Lebensregel. Dazu gehört: *Langsamkeit* (gut kauen) + *Leichtigkeit* (leichte und gesunde Speisen essen) + *Genuß* (sich eine Freude machen) = *Ruhe* (ungestörte Verdauung und optimale Aufnahme der Nahrungsmittel).

Der richtige Rahmen für das Essen

Auch wenn Sie alleine essen, ist es wichtig, sich zum Essen an den Tisch zu setzen und den Mahlzeiten einen angenehmen Rahmen zu geben.

In China sind gute Manieren sehr wichtig, da sie Ausdruck des sozialen Status sind.

Sein Essen gefräßig hinunterzuschlingen ist der Gipfel der schlechten Manieren. »Mit vollem Mund, überquellender Schale und überladenen Eßstäbchen«, schimpft eine chinesische Weisheit.

Die Präsentation der Speisen spielt in China eine wesentliche Rolle. Sie müssen zuallererst dem Auge schmeicheln, dann erst dem Geruchssinn oder dem Geschmackssinn. Gemüse wird kunstvoll zurechtgeschnitten oder fächerförmig angeordnet. Einfache Frühlingszwiebeln werden kreuzförmig eingeschnitten und sehen aus wie Chrysanthemen; eine Komposition aus Karotten und weißen Rüben wird zum Schwanz des sagenumwobenen Vogels Phoenix, der sich wieder aus der Asche erhebt. Das Geschirr und die Form der Servierteller wird sorgfältig ausgewählt, und die Speisen werden unter Beachtung der Harmonie von Farben und Strukturen kunstvoll drauf angerichtet.

Für die Chinesen ist dies ein Teil der Kunst zu leben, was bedeutet, möglichst gut zu leben. Der rituelle Aspekt ist dabei enorm wichtig, die Zelebrierung festlicher Essen und die Teezeremonie beweisen es. Alle Sinne werden angesprochen, die Gaumenfreuden sind nur ein Teil davon. Vor dem Essen wird der Gast darauf hingeführt, sich zu konzentrieren und seine Mitte zu finden und über das nachzudenken, was er tun möchte, bevor er zur Tat schreitet. Wenn der Gast entspannt ist und alles bewußt wahrnimmt, wird er mit Respekt essen und sich nicht auf die Speisen stürzen. Genau deshalb kann sich ein gewisses Tischritual nur positiv auswirken.

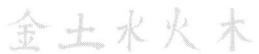

Überall auf der Welt haben die religiösen Traditionen Nahrungsaufnahme mit Symbolik umgeben.

Im Christentum ist es die Eucharistie, die symbolische Wiederholung des Letzten Abendmahles, bei dem Jesus Brot und Wein teilte.

Die Krishna-Anhänger legen vor dem Altar *Prasadam* nieder, eine heilige Speise, die Krishna zu Ehren aus »reinen« Zutaten bereitet wurde. Ähnliche Bräuche finden sich in zahlreichen asiatischen Religionen wieder, während die alten Griechen sich rituellen Festgelagen hingaben.

Die meisten Gläubigen im Osten wie im Westen sprechen auch heute noch ein kurzes Gebet vor oder nach dem Essen.

Einen hohen Stellenwert beim Essen hat das Teilen. Wir sollten wieder lernen, eine Mahlzeit, die wir mit viel Liebe und Mühe zubereitet haben, mit anderen zu teilen und uns darüber zu freuen, wie sie den Gästen Freude bereitet.

Ganz entscheidend ist der Rahmen, in dem die Mahlzeit eingenommen wird: Ein dunkles Eßzimmer oder eine unbequeme Küche schaffen nicht den würdevollen Rahmen, der für eine unter guten Bedingungen eingenommene Mahlzeit erforderlich ist. Die Mahlzeiten müssen eine angenehme Unterbrechung im Tagesablauf bedeuten. Es ist besser, frische, auf einem hübschen Teller angerichtete Tomatenscheiben zu essen, als das gleiche Gemüse unbesehen an einer Tischecke hinunterzuschlingen.

Seine Mahlzeiten zu zelebrieren ist eine Übung, die sich jeder leisten kann. Das hat nichts mit Geld zu tun, sondern mit Einfallsreichtum. Anstatt direkt aus dem Topf zu essen, wird der Tisch hübsch gedeckt mit einer schönen Tischdecke oder Platzsets, passenden Servietten, einer Kerze, Blumen … Lassen Sie Ihrer Kreativität freien Lauf – Sie sollten sich natürlich auf keinen Fall finanziell ruinieren!

Denken Sie auch daran, den Tischschmuck in Harmonie mit den fünf Elementen und den Jahreszeiten zu gestalten: z.B. ein Strauß Schlüsselblumen, Primeln oder Veilchen im Frühling, Rosen oder Sommerfrüchte im Sommer, Weintrauben, Kastanien oder ein schöner Kürbis im Herbst, Pinienzapfen oder Tannenzweige im Winter.

Achtung haben vor dem Tisch, den Speisen …
und sich selbst

Gewöhnen Sie sich ein für allemal die Unsitte ab, Ihre Streitgespräche – egal zu welchem Thema – bei Tisch zu führen. Wenn man etwas zu sagen hat, muß man lernen, die Diskussion erst nach dem Essen zu führen.

Das bedeutet keineswegs, daß man die Mahlzeiten in künstliches Schweigen gehüllt einnehmen muß! Der Familientisch sollte ganz im Gegenteil ein Ort des Austauschs sein und die an diesem Tisch eingenommenen Mahlzeiten müssen ganz besondere Momente sein.

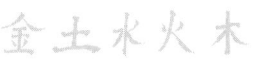

Nehmen Sie sich Zeit zum Essen – und nur zum Essen –, ohne sich von Telefon oder Fernseher ablenken zu lassen. Stellen Sie diesbezüglich Essensregeln auf und halten Sie sich daran. Man kann den Anrufer immer bitten, später noch einmal anzurufen oder selber einen Rückruf anbieten.

Versuchen Sie, Ihre Mahlzeiten zu festen Zeiten einzunehmen.

Vermeiden Sie große Mahlzeiten am Abend, denn die Nacht ist Yin, genau wie das Essen. Räumen Sie dem Essen Zeit ein, aber wenn Sie nach dem Essen länger am Tisch sitzen wollen, räumen Sie den Tisch lieber ab (sonst werden Sie zum Knabbern verleitet).

Von allem essen, aber nicht alles essen

Das Sättigungsgefühl ist eine körperliche Realität, auch wenn die meisten von uns es nicht spüren können. Die Zen-Meister dagegen können dieses Gefühl bewußt wahrnehmen, genauso wie sie jede kleinste Handlung bewußt erleben – das ist übrigens bereits das Zen-Prinzip. Die Zen-Meister bestätigen, daß ihr Magen ein ganz leichtes Aufstoßen von sich gibt, wenn der physiologische Appetit gestillt ist, ein winziges inneres Rülpsen. Es erfordert jahrelange, ja sogar jahrzehntelange Übung und Arbeit an sich selbst, diesen »kleinen Rülpser« wahrzunehmen.

Rülpsen gilt in China übrigens nicht wie heutzutage bei uns als Zeichen schlechter Manieren, sondern wird als Zeichen einer gut funktionierenden Verdauung interpretiert.

Ohne den Bewußtseinsgrad der Zen-Meister erreichen zu können, müssen wir uns dennoch anstrengen, unser Sättigungsgefühl zu erfühlen und zu erkennen. Wir müssen lernen, mit dem Essen aufzuhören, bevor wir so gesättigt sind, wie wir es fälschlicherweise oft als richtig interpretieren – d.h. vollkommen satt oder zum Platzen voll. Das ist ein Zustand, den wir niemals erreichen sollten, wenn wir richtig essen wollen. Das heißt natürlich nicht, daß Sie hungrig vom Tisch aufstehen sollen – Sie müssen nur versuchen, das tatsächliche Ausmaß Ihres Energiebedarfs zu erkennen.

Hören Sie auf Ihren Hunger, ohne sich an Portionen oder der Essensmenge zu orientieren, die Ihnen im Restaurant auf dem Teller serviert wird – oder der Menge, die man in Ihrer Familie üblicherweise pro Person rechnet.

TRICKS, WIE MAN DAS UNVERMEIDLICHE IN DEN GRIFF BEKOMMT

Sie haben beschlossen, Ihre Nahrungszufuhr zu reduzieren. Deshalb müssen Sie nicht zum Einsiedler werden. Hier einige Tricks, wie Sie Ihre Diät ohne Schwierigkeiten auch außer Haus einhalten können.

Restaurants und Kantinen

Kantine

Heutzutage bieten alle Kantinen auch kalorienreduzierte Gerichte an, gegrilltes Fleisch, Fisch und grünes gedünstetes Gemüse. Es liegt an Ihnen, die richtig Wahl zu treffen und sich nicht von Hamburgern oder Pommes frites verleiten zu lassen. Wenn Sie merken, daß Sie schwach werden, müssen Sie an Ihr Ziel denken und die Antistreß-Techniken anwenden, die ich Ihnen in Teil II des Buches (s. Seite 68 ff.) vorgestellt habe.

Restaurant oder Imbißbude

Das ist eigentlich auch keine schwierige Situation, weil Sie Ihr Essen selber auswählen können.
Heute bietet jedes Restaurant, das diesen Namen verdient, Fleisch und Fisch vom Grill an, und es stehen mehrere Beilagen zur Auswahl. Gewöhnen Sie sich an, gleich beim Bestellen zu fragen, mit welcher Beilage das Gericht serviert wird. Sollte man »mit Pommes« antworten, so sollten Sie grünes Gemüse dazu bestellen oder einen grünen Salat, wenn es kein Gemüse gibt. Wenn auf der Speisekarte nur Fleisch und Fisch mit Sauce zu finden sind, bitten Sie darum, daß man Ihnen das Gericht natur und ohne Sauce zubereitet oder die Sauce zumindest gesondert reicht. Sie werden sehen, daß man Ihnen diesen Wunsch gerne erfüllt.
Auch wenn ich mich wiederhole: Sorgen Sie dafür, daß Ihre Wünsche respektiert werden! Verstecken Sie sich nicht hinter falschen Ausreden. Wenn man Ihnen ein Steak mit Pommes frites serviert, dann haben Sie sich nicht bemüht, ausdrücklich eine andere Beilage zu bestellen! Sie sind für das, was auf Ihren Teller kommt, verantwortlich.

Treten Sie auch gegenüber allen anderen am Tisch bestimmt auf, die Ihnen vielleicht eine Vorspeise oder ein Dessert aufdrängen möchten. Nur weil Sie das nicht bestellen, müssen die anderen ja nicht darauf verzichten.

Denken Sie auch an die Schnellimbisse, die oftmals leichte Gerichte anbieten oder Ihnen gerne eine Portion ohne Sauce zubereiten. Sie können auch zu den chinesischen oder asiatischen Schnellimbissen gehen, deren Gerichte im allgemeinen relativ gesund sind.

Sehen Sie sich um. Lernen Sie das Viertel kennen, in dem Sie wohnen oder arbeiten. Wie immer, sollten Sie auch hier vorausplanen und sich rechtzeitig überlegen, wo Sie gesund essen können … damit es Ihnen dann leichter fällt, auf den bequemen und kalorienreichen Ausweg zu verzichten. Es gibt immer eine Lösung, die sowohl diätetisch als auch finanziell akzeptabel ist – und das Heil findet sich auch jenseits von Sandwiches und herzhaften Imbissen. Falls sich in Ihrem Büro eine Kochgelegenheit oder gar eine Mikrowelle befindet, können Sie sich das Essen sogar selber mitbringen.

Einladungen

Die goldene Regel lautet Diskretion. Machen Sie nicht für alle erkennbar eine Diät.

Wenn Sie in Ihren Bemühungen wirklich von Ihrem Umfeld unterstützt werden, können Sie natürlich zugeben, daß Sie auf Diät sind. Andernfalls sollten Sie keinerlei Skrupel haben, Ihre Freunde, Arbeitskollegen, Familie, ja sogar Ihren Verehrer oder Ihre Angebetete hemmungslos zu belügen. Erfinden Sie Cholesterinprobleme, mysteriöse Untersuchungen, eine medikamentöse Behandlung, die leider auch Verdauungsprobleme verursacht, etc. Lassen Sie sich ganz einfach etwas einfallen.

Natürlich müssen Sie Ihre Entscheidungen nicht gegenüber anderen rechtfertigen, aber Sie sollten sich darüber im klaren sein, daß man entweder stark oder ganz einfach listig sein muß, wenn man seine Diät voll und ganz durchführen möchte! Die Kunst, die Wahrheit absichtlich zu verschleiern und zu verstecken, ist übrigens typisch chinesisch: In Asien strengt man sich wahnsinnig an, den anderen nicht zu verletzen und dafür zu sorgen, daß er nicht das Gesicht verliert – und man selbst genausowenig.

Bei Freunden

Wenn Ihre Freunde wahre Freunde sind, sollten Sie der Dame des Hauses rechtzeitig sagen, daß Sie eine Diät machen … Sie wird sicher Verständnis dafür haben, daß Sie einen Bogen um Saucen und Desserts machen. Wenn nicht, dann schrecken Sie eben nicht davor zurück, etwas vorzuspielen, zu lügen oder Vorwände zu erfinden – z.B. irgendein Gesundheitsproblem, das Ihnen gestattet, alle mit der Diät unvereinbaren Gerichte zu vermeiden. Denken Sie immer an Ihr Ziel, damit Sie nicht doch der Versuchung nachgeben.

Drehen Sie den Spieß so oft wie möglich um und laden Sie selber Gäste ein: Auf diese Weise bestimmen Sie selber das Menü und können leichter darauf verzichten, noch einmal nachzufassen.

Festliches Essen im Kreis der Familie

Wie jeder weiß, sind Mahlzeiten im Kreis der Familie am schwersten in den Griff zu bekommen. Sofort werden Sie mit uralten Konflikten konfrontiert, v.a. mit Ihrer Mutter. Bemühen Sie sich, die Menüauswahl zu beeinflussen. Verkünden Sie, daß Sie Langusten lieber haben als Gänseleber! Wenn die Languste erst einmal auf dem Tisch ist, wird keiner merken, daß Sie das Fleisch ohne Mayonnaise essen.
Wenn es Ihnen nicht möglich ist, ein Gericht abzulehnen, weil ansonsten eine diplomatische Krise zu befürchten ist, dann nehmen Sie wenig davon – und essen davon sogar noch weniger. Wagen Sie es, Ihren Teller nicht ganz leer zu essen. Wenn sich andere darüber mokieren sollten, dann reagieren Sie doch mit einer kleinen Abhandlung über die alten Benimmregeln. Früher galt es nämlich als höflich, seinen Teller nicht ganz leer zu essen!
Eine ähnliche Regel findet sich übrigens auch in Japan wieder. Die Reisschüssel ganz zu leeren bedeutet, daß man nicht genug zu essen bekommen hat. Es geht immer darum, selber zu bestimmen, was man ißt.

Soireen, Empfänge, Hochzeiten, etc.

Bei solchen Anlässen sollten Sie ganz besonders darauf achten, Ihre Diät nicht zur Sprache zu bringen, sonst werden Sie von einer Fülle von Berichten »ehemaliger Leidensgenossen« überflutet und den ganzen Abend nichts anderes mehr zu hören bekommen!
Essen Sie Ihre Tagesration an Obst oder Yoghurt gegen 17 oder 18 Uhr (also für diesen Zeitpunkt aufsparen), damit Sie dem Festessen entspannt entgegensehen können.
Wenn Sie wissen, daß Sie sehr spät essen werden, dann sollten Sie noch eine kleine Mahlzeit – Obst, ein hartgekochtes Ei oder eine Scheibe Schinken – zu Hause einnehmen, bevor Sie ausgehen. Mit dieser Vorsichtsmaßnahme können Sie unbeschadet den Appetithappen am Buffet widerstehen.
Bestellen Sie als Aperitif ein Glas Mineralwasser mit Kohlensäure – die Kohlensäure wird Ihren Appetit dämpfen – oder zur Not ein Glas Tomatensaft. Falls Ihnen Champagner gereicht wird und Sie nicht ablehnen können, dann rühren Sie diesen nicht an, sondern stellen Sie das Glas schnell – und diskret! – wieder ab.
Beim Essen nehmen Sie natürlich weder Brot noch Wein – lassen Sie sich ein Glas einschenken, um die Aufmerksamkeit nicht auf sich zu lenken, aber trinken Sie nichts davon – noch Käse und fassen Sie auf keinen Fall nach. Essen Sie langsam, weil ein leerer Teller stets die Aufmerksamkeit des Obers oder der Dame des Hauses auf sich zieht.

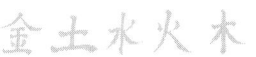

Das Problem mit den alkoholischen Getränken

Muß man ein Glas annehmen oder kann man ablehnen? Meiner Meinung nach besteht die beste Lösung darin, das Glas mit einer höflichen Bemerkung anzunehmen und sich dann schnellstmöglich davon zu trennen, ohne es anzurühren. Aber diese Lösung liegt nicht jedem. Für wahre Weinliebhaber könnte es eine unerträgliche Qual und Frustration sein, ein Glas guten Weines in den Händen zu halten und nicht davon zu trinken. Das gleiche gilt für Leute, bei denen Alkohol Hauptursache der Gewichtszunahme ist. Andere haben vielleicht nicht genügend Selbstvertrauen und befürchten, das angenommene Glas ohne Rücksicht auf den Inhalt auszutrinken. All diese Personen müssen einen Weg finden, charmant und taktvoll abzulehnen, ohne ungesellig zu erscheinen – wir sollten uns bewußt sein, daß man häufig für ungesellig gehalten wird, wenn man nicht trinkt. Diesen Ruf sollten Sie auf alle Fälle vermeiden.

Die rettende Gemüsesuppe

Aber da auch Sie nur ein Mensch sind, werden Sie früher oder später unausweichlich mit einem Ausrutscher konfrontiert sein. Ärgern Sie sich nicht krank – Ihre Diät ist deswegen noch nicht ruiniert. Und verstricken Sie sich um Himmels willen nicht in Schuldgefühlen. Reagieren Sie wie ein verantwortungsbewußter Erwachsener, packen Sie den Stier bei den Hörnern! Korrigieren Sie den Ausrutscher sofort mit der darauf folgenden Mahlzeit, indem Sie diese durch eine Gemüsebrühe ersetzen (die Gemüsebrühe, die Sie beim wöchentlichen Halbfastentag trinken).

Durch diese »Gemüsemahlzeit« wird der Schaden begrenzt, weil sie den Körper entgiftet und reinigt und die von den ungewohnten Nahrungsmitteln angeregten Geschmacksknospen werden beruhigt. Wenn Sie abends zu viel gegessen haben, trinken Sie zum Frühstück nur Tee und ersetzen das Mittagessen durch die Gemüsebrühe; wenn Sie zu Mittag über die Stränge geschlagen haben, gibt es zum Abendessen die Gemüsebouillon. Achtung: Die Gemüsebrühe muß die *unmittelbar* auf den Ausrutscher folgende Mahlzeit ersetzen! Es ist sinnvoll, immer einen kleinen Vorrat an Gemüsebrühe einzufrieren.

Bitte beachten Sie dabei folgendes: Der Tiefkühlschrank muß die Lebensmittel auf -40 °C herunterkühlen können (ein 4-Sterne-Gerät). Jede als Vorrat zubereitete Brühe muß mindestens 15 Minuten kochen, damit sie steril wird. Niemals in der Mikrowelle aufwärmen.

> *Achtung: Die Gemüsebrühe macht nicht alles wieder gut. Sie ist lediglich ein Mittel, um den negativen Folgen von Exzessen, die die Ausnahme bleiben müssen, entgegenzuwirken.*

WAS ES SONST NOCH ZU BEACHTEN GIBT

Die Kleidung

Im Zuge des Abnehmens muß man unbedingt die Garderobe nach und nach den neuen Körperformen anpassen. Man kann sie natürlich nicht komplett erneuern, aber man sollte sich doch sehr schnell Kleidung leisten, die den bereits erzielten Erfolg gut zur Geltung bringt. Nichts ist demotivierender als weiterhin mit den alten Klamotten herumzulaufen, die nun zu groß und zu weit sind.

Vorsicht ist auch bei elastischen Stoffen oder Gürteln angebracht – man nimmt leicht 5 Kilo zu, ohne es überhaupt zu merken. Es wäre besser, Kleidung aus festen Stoffen zu bevorzugen, weil man sich seines Körperumfangs dann eher bewußt ist. Und da man kaum übergangslos von weiten, fließenden Tunikas zu figurnaher, extrem femininer Kleidung wechseln wird, sollten Sie schrittweise vorgehen. Lernen Sie wieder, wie Sie sich kleiden können! Bemühen Sie sich, Farben und Schnitte zu finden, die Ihnen stehen – und finden Sie heraus, was Sie besser nicht tragen sollten.

Ich wiederhole es immer und immer wieder: Gestalten Sie sich das Abnehmen so angenehm wie möglich.

Sie machen ja nicht nur eine normale Diät – wenn Sie die neue Lebensweise angenommen haben und lernen, wie Sie Ihre Ernährung und Energien wirksam kontrollieren können, dann nehmen Sie für immer ab. Machen Sie Schluß mit jeder negativen Einstellung nach dem Motto »Ich habe abgenommen, aber ich werde sowieso im kommenden Winter wieder zunehmen. Wozu sollte ich mir also eine neue Hose in einer kleineren Größe kaufen, ich trage sie ja eh nicht lang.« Denken Sie positiv!

Was man darunter trägt: die Dessous

Ohne Fetischist zu sein, Weiblichkeit hat auch etwas mit hübscher Unterwäsche zu tun. Nun wissen wir aber genau, daß es jenseits einer gewissen Größe unmöglich ist, schöne Dessous zu finden. Die auf den Seiten der Frauenzeitschriften abgebildeten eleganten BHs und spitzenverzierten Slips gibt es nur selten jenseits von Größe 44 und sie beschränken sich auch nur auf die klassischen Größen des Brustumfangs. Alles, was diese Normen sprengt, muß sich auf die zwei oder drei Hersteller beschränken, die Übergrößen anbieten und deren Modelle zugegebenermaßen alles andere als sexy sind. Zu Ihrer Entschuldigung muß man anführen, daß ein BH, der sehr voluminöse Brüste stützen soll, auch so feste Verstärkungen und Träger erfordert, daß er zwangsläufig unästhetisch wirkt … Kurz gesagt, zu dicke Frauen sind aus der Welt der »schicken Dessous« ausgeschlossen.

Abnehmen macht es nun möglich, die »Oma-Unterwäsche« beiseite zu legen und sich neue, für das Auge attraktivere Modelle zu leisten.

Allerdings ist manchmal ein Umdenken erforderlich: Wer jahrelang einfach irgendeinen Slip oder BH gekauft hat, wird manchmal aus reiner Gewohnheit weiterhin wahllos zugreifen. An die Kleidungsstücke unter den anderen zu denken, will auch gelernt sein. Es ist eine Frage des eigenen Körperbewußtseins, der Pflege des Egos. Man investiert in seinen eigenen Körper und man verwöhnt ihn, ohne Angst vor der eigenen Weiblichkeit. Man akzeptiert, wieder in die Welt der Verführung einzutreten, die man verlassen hatte, als man sich hinter seinen Pfunden versteckte.

Auf sich achten

Wenn man damit aufhört, *irgend* etwas zu essen, sollte man auch auf andere Weise sich und seinem Körper Gutes tun, sich verwöhnen und wieder lernen, in sich selbst zu investieren – eine Sache, die oft vernachlässigt wird, wenn man zunimmt.

Wählen Sie weiche, angenehme Stoffe aus, die sich wie eine zweite Haut anfühlen. Hierzu müssen Sie sich nicht in bequeme Sportunterwäsche packen, sondern können Dessous aus weichen und zarten Geweben tragen.

Zum Verwöhnen gehört auch, daß Sie sich das Leben möglichst leicht und einfach gestalten. Lassen Sie sich z.B. Einkäufe nach Hause liefern, lächeln Sie den netten Händlern zu und boykottieren Sie die anderen ohne Mitleid – und verfahren Sie mit Ihren gesellschaftlichen Kontakten genauso. Jetzt, da Sie sich besser kennen, sollten Sie problematischen Menschen und schwierigen Situationen aus dem Weg gehen, wann immer es möglich ist. Und Sie wissen ja: Immer alles positiv sehen! Es gibt z.B. wunderschöne Sonnenuntergänge – auch in der Stadt und auch im Winter. Bemühen Sie sich, das Alltägliche zu einer Quelle der Zufriedenheit zu machen.

Und weil eine gute Lebensweise auch mit einem erfüllten Sexualleben zu tun hat, müssen Sie nicht nur lernen, richtig zu essen, sondern gleichzeitig auch wieder lernen – mit Freude –, Sex zu haben. All das ist Teil des ganzheitlichen Ansatzes, um wieder mit seinem Körper in Kontakt zu kommen. Auch das gehört dazu, wenn Sie den Begriff Freude für sich wiederentdecken möchten.

Vielleicht hilft es Ihnen, wenn Sie zu diesem Thema Bücher lesen, mit Ihrem Arzt/Ihrer Ärztin sprechen und vielleicht sogar eine Therapie in Erwägung ziehen.

TEIL V

LANGFRISTIGES ZIEL:
NACH DER DIÄT WEITERLEBEN

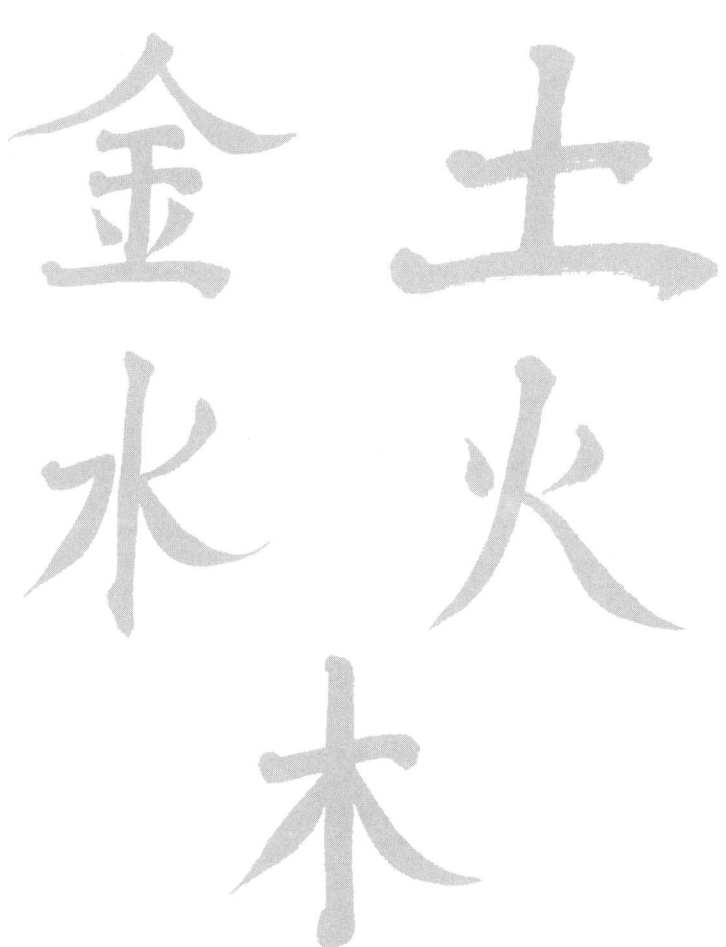

DIE NAHRUNGSMITTEL WIEDER EINFÜHREN: WANN, WARUM, WIE

Es liegt mir fern, Ihnen diese Diätregeln für den Rest Ihres Lebens zu empfehlen, das wäre unsinnig und frustrierend. Jetzt ist es an der Zeit, daß Sie nach und nach wieder zu einer normalen Ernährung übergehen.

Schrittweise Wiedereinführung

Unterliegen Sie nur dabei bitte nicht dem Irrglauben, daß Sie das Spiel nun gewonnen hätten und wieder so essen könnten wie vor Beginn der Diät. Vergessen Sie nicht die alte Volksweisheit: »Gleiche Ursache, gleiche Wirkung«. Wenn Sie zu den schlechten Ernährungsgewohnheiten von einst zurückkehren, werden Sie erleben, wie die verlorenen Pfunde eines nach dem anderen wieder zurückkehren … und dann hätten Sie die ganze Anstrengung auf sich genommen, um schließlich doch zu scheitern.

Wie man es macht

Die Lebensmittel werden eines nach dem anderen in kleinen Mengen wieder eingeführt. Fragen Sie sich zunächst, was Sie bei der Diät am meisten vermißt haben: Wein, Käse, Nudeln?
Dieses Nahrungsmittel wird als erstes in vernünftiger Menge – und nicht öfter als einmal pro Woche – wieder eingeführt. Diese Methode funktioniert normalerweise problemlos, weil damit die mit dem Verzicht verbundene Frustration ein Ende findet und die zugeführte Menge trotzdem kontrolliert werden kann. Sie haben gelernt, sich zu beherrschen, und sollten diesen Weg beibehalten.
Gehen Sie mit allen anderen Nahrungsmitteln genauso vor: eines nach dem anderen und einmal pro Woche.
Oft möchte man schnellstens Salate wieder in seine Ernährung einführen, vor allem, wenn man die Diät gerade zur richtigen Saison beendet. Essen Sie aber nicht zu viel Salat, denn rohe Nahrungsmittel erfordern eine vermehrte Verdauungsarbeit der inneren Organe. Frauen bekommen übrigens besonders leicht Blähungen.
Essen Sie Salate am besten vor der Hauptmahlzeit und achten Sie auf die Gewürze. Bestellen Sie die Salatsauce immer separat, wenn Sie ausgehen, denn alle Restaurants, vom Lokal um die Ecke bis hin zum 3-Sterne-Restaurant, reichen zu viel Sauce.

Päpstlicher als der Papst brauchen Sie allerdings nicht zu sein: Salat ohne Sauce schmeckt ziemlich langweilig und fade. Außerdem hilft die Säure der Vinaigrette-Sauce die Pflanzenfasern zu verdauen, durch die Holzenergie wird die Verdauung angeregt und das Öl erleichtert die Aufnahme von Beta-Carotin aus dem Gemüse. Variieren Sie so oft wie möglich die Saucen, verwenden Sie Kräuter und Gewürze abwechslungsreich und phantasievoll und entscheiden Sie sich immer für qualitativ hochwertige Zutaten.

Denken Sie auch an Getreide wie Hirse, Buchweizen, Bulgur und Weizen, die gut zu Gemüse passen und viele Ballaststoffe enthalten, was besonders gut für die Darmreinigung ist. Stärkehaltige Pflanzen neigen jedoch dazu, im Darm zu gären.

Von rohen Früchten sollten Sie nicht mehr als 2 Stück pro Tag essen. Wenn Sie mehr essen wollen, sollten Sie sie kochen, weil zuviel Rohkost Ihre Energien aus dem Gleichgewicht bringt.

Brot wird in homöopathisch kleinen Mengen wieder in die Nahrung integriert. Essen Sie es möglichst nur getoastet zum Frühstück. Am besten sind vollwertige Brotsorten.

Die normale Butter – niemals kalorienreduzierte nehmen – wird künftig nur noch roh verwendet und z.B. zum Verfeinern von Gemüse genommen. Am besten kaufen Sie Butter aus dem Butterfaß – die ist natürlicher –, aber nur in kleinen Mengen, weil sie nicht lange haltbar ist, oder nehmen Sie eine andere hochwertige Butter. Je besser sie schmeckt, desto weniger nimmt man.

Zum Kochen nehmen Sie weiterhin Oliven-, Sesam- oder Sonnenblumenöl. Wer zu hohe Cholesterinwerte im Blut hat, sollte besonders genau darauf achten, welche Fette er ißt, und alle tierischen Fette vermeiden.

Mittlerweile sind Sie ja bereits daran gewöhnt, ohne Zucker auszukommen – tun Sie das weiterhin oder beschränken Sie sich auf künstliche Zuckerersatzstoffe. Eine Süßigkeit muß ein außergewöhnlicher Genuß bleiben. Für den abendlichen Kräutertee sollten Sie besser einen Tropfen Honig nehmen, ein reines, natürliches und energiereicheres Nahrungsmittel als Zucker. Ihr Körper kann Honig auch am allerschnellsten von allen Nahrungsmitteln verdauen, er braucht lediglich 20 Minuten dazu.

Im Restaurant sollten Sie die leichte Küche bevorzugen, Menüs mit einer Vorspeise, einem kalorienarmen Hauptgericht und einer Nachspeise. Wählen Sie die Menüs weiterhin peinlich genau aus. Die Bedienungen in den Restaurants und Imbißstuben, die Sie am häufigsten frequentieren, müßten mittlerweile so sehr daran gewohnt sein, Ihnen grünes Gemüse als Beilage und die Sauce separat zu servieren, daß Sie nicht einmal mehr danach gefragt werden!

Wenn Sie unter Freunden sind, machen Sie es doch einfach wie die Chinesen: Jeder wählt ein Gericht, das einer Geschmacksrichtung entspricht, dann wird geteilt. Sie könnten sogar so weit gehen, Ihr Essen mit einer Suppe zu beenden.

Jetzt liegt es an Ihnen! Am Ende dieser Umgewöhnungsphase können Sie wieder alles essen – kein Nahrungsmittel ist verboten –, denn Sie haben gelernt, mit Verstand zu essen

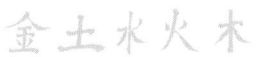

und Ihre Ernährung optimal zu kontrollieren. Auch Ihr Geschmack hat sich vermutlich geändert, und zu reichhaltige und aufwendige Gerichte ziehen Sie nicht mehr so stark an wie früher. Das hilft Ihnen, auf dem rechten Weg zu bleiben.

Die einzige langfristige Erfolgsgarantie bleibt allerdings die Beibehaltung der guten Verhaltensweisen, die Sie sich angewöhnt haben, und die Beachtung der Gesamtheit der Vorschriften, die ich »Die Methode« genannt habe.

Die goldenen Regeln

- Mischen Sie nie verschiedene Eiweißquellen in einer Mahlzeit.
  Käse wird niemals nach Fleisch gegessen. Nach neueren Untersuchungen scheint das im Käse enthaltene Kalzium vom Körper nicht verwertet werden zu können, wenn mit derselben Mahlzeit auch Fleisch zugeführt wurde.
  Wenn man Käse essen möchte, muß er die einzige Eiweißquelle der Mahlzeit sein und zu Gemüse oder Salat gegessen werden. Die Kombination mit Salat ist ideal, weil Essig oder Zitrone in der Salatsauce die Kalziumaufnahme begünstigen.
- Behalten Sie die Zusammenstellung der Mahlzeiten bei.
  Während der Diät haben Sie gelernt, zu jeder Mahlzeit Gemüse zu essen – bleiben Sie dabei.
- Stärkehaltige Produkte (Nudeln, Reis oder Kartoffeln) müssen immer zusammen mit Gemüse gereicht werden.
  Dann ißt man weniger davon und kann die Nährstoffe aus dem Gemüse besser verwerten.
- Bei einer Mahlzeit mit stärkehaltigen Produkten wird kein Obst gegessen.

Sonderfall Alkohol

Die Wiedereinführung von alkoholischen Getränken stellt in doppelter Hinsicht ein Problem dar. Alkoholische Getränke sind sehr kalorienreich und behindern außerdem die Kontrolle des Appetits. Den kleinen Appetithappen am Buffet widersteht man wesentlich schlechter, wenn man Alkohol getrunken hat.

Energetisch betrachtet bringt ein Glas Alkohol Yang in den Körper und nährt die Energie des Holzelementes, d.h. die Energie der Bewegung und Anregung. Das Glas Wein wird deshalb den Hunger anregen und Appetit machen. Man nimmt nicht zufälligerweise den Aperitif vor dem Essen ein. Warten Sie mit dem Glas Wein möglichst bis nach dem Essen, dann kann diese Dynamik nicht so stark werden. Es ist außerdem weniger schädlich, Alkohol zu trinken, wenn der Magen voll ist.

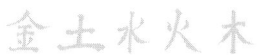

Übrigens: Wein ist ein Nahrungsmittel und ein Genußmittel, *aber kein Getränk* (Bier übrigens auch nicht). Wein ist keine Alternative zum Wasser – er löscht auch keineswegs den Durst, genausowenig wie ein schönes kühles Bier.

Trinken Sie weiterhin Wasser oder Tee, und gönnen Sie sich von Zeit zu Zeit das Vergnügen, ein gutes Glas Wein oder ein Bier zu trinken.

DIE VIER JAHRESZEITEN AUF CHINESISCH EINLEITEN

Die Energien im Wechsel der Jahreszeiten regulieren

Die chinesische Diät-Therapie empfiehlt, die körpereigenen Energien im Wechsel der Jahreszeiten »zu regulieren«, denn in diesen Übergangszeiten ist der Mensch am leichtesten aus dem Gleichgewicht zu bringen durch die Veränderung der Energieströme, die über Erde und Himmel auf ihn einwirken.

Im Zyklus der fünf Elemente entsprechen diese Phasen dem »Ende der Jahreszeiten«, einem Zeitraum von 18 Tagen, der dem Ende einer Jahreszeit vorausgeht und dem Element Erde zugeordnet wird. Es ist die Zeit des Jahreszeitenwechsels.

Um das »Ende einer Jahreszeit« aufzuspüren, müssen Sie die Natur aufmerksam beobachten, um die Vorboten des Übergangs zu entdecken. In der Praxis beginnen die Phasen des Wechsels meist ca. einen Monat vor der Sommer- oder Wintersonnwende. Der Zeitpunkt kann sich aber verschieben.

Wie wird's gemacht?

Zunächst muß man die Vergangenheit kritisch beleuchten, und zwar unter Einsatz allen Scharfsinns und aller Weitsicht, die man dank der Methode erworben hat. Man zieht Bilanz. Hat man wieder zugenommen? Wenn ja, warum? Man muß sich selbstkritisch unter die Lupe nehmen.

Als nächstes wird der Blick in die Zukunft gerichtet; denken Sie noch einmal über sich und Ihr Leben nach und setzen Sie sich unter Umständen andere Ziele.

Dann bringen Sie Ihre Energien wieder ins Gleichgewicht, indem Sie zwei Wochen lang die Tao-Diät wiederaufnehmen. Wie's gemacht wird, wurde in Teil III des Buches erklärt.

Dank dieser reinigenden Diät wird man – wenn nötig – die unglücklicherweise zugelegten Pfunde wieder verlieren und die Energien wieder ins Gleichgewicht bringen.

DEN WEG WEITERGEHEN

Die Muskulatur wieder aufbauen

Wer an seinem Gewicht arbeitet, wird oftmals auch den Wunsch nach sportlichen Aktivitäten verspüren. Es wurden bereits eine Reihe von asiatischen Techniken vorgestellt, mit denen man Muskulatur aufbauen und gleichzeitig seine Energien und den Streß besser kontrollieren kann, aber Abnehmen mit der Tao-Diät heißt nicht, daß man auf die positiven Seiten westlicher Sportarten, wie Wassergymnastik, Radfahren (was übrigens zum Alltagsleben der Chinesen gehört) oder klassische Gymnastik verzichten müßte.
Wenn man wirklich den vollen Nutzen daraus ziehen will, wird man diese Sportarten »chinesisch« praktizieren, d.h. in einer ruhigen Umgebung.
Hier einige klassische Übungen, deren spezielle Bewegungsabläufe darauf ausgerichtet sind, die Körperpartien zu kräftigen, die nach der Gewichtsabnahme zu schlaffem Gewebe neigen.

Die Bauchmuskulatur

Für den Muskeltonus der Bauchdecke

Es ist besonders wichtig am Muskeltonus der Bauchmuskulatur zu arbeiten, weil ein flacher Bauch nur mit einer kräftigen Bauchdecke erzielt werden kann.
Nutzen Sie jede Gelegenheit – im Büro, wenn Sie mit dem Auto im Stau stehen, in der U-Bahn oder auch beim Einkaufen –, tief auszuatmen und den Bauch dabei ganz einzuziehen und mindestens 5 Sekunden lang in dieser Position zu verharren.

Die Übung »Hund und Katze« (eine Yoga-Übung)
Nehmen Sie auf dem Boden eine Haltung ein, so als wollten Sie krabbeln, abgestützt auf Händen und Knien.
Machen Sie beim Einatmen den Rücken gerade und strecken Sie die Brust heraus. Bleiben Sie 5 Sekunden in dieser Position, die Lungen sind voll Luft.
Machen Sie beim Ausatmen einen Katzenbuckel und ziehen Sie den Bauch soweit wie möglich ein. Stellen Sie sich vor, unter Ihrem Bauch wäre eine spitze Nadel und Sie dürften die Nadel nicht berühren. Halten Sie diese Position 5 Sekunden, die Lungen sind ganz leer.
Machen Sie die Übung 10mal.

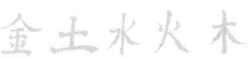

Für den oberen Bereich der Bauchmuskulatur

Legen Sie sich flach auf den Rücken, winkeln Sie die Knie an, die Füße sind flach auf dem Boden. Die Füße sollten möglichst nahe am Gesäß sein, damit Ihre Lendenwirbel den Boden berühren. Verschränken Sie die Hände im Nacken und achten Sie darauf, daß Ihr Kopf gerade liegt, d.h. in Verlängerung der Wirbelsäule.
Heben Sie beim Einatmen die Schultern leicht vom Boden ab. Neigen Sie den Kopf dabei nicht nach vorne und drücken Sie den Nacken nicht mit den Händen nach oben. Lediglich Ihre Bauchmuskulatur soll arbeiten. Es nützt nichts, wenn Sie versuchen, den Kopf höher zu heben; es reicht, wenn Sie die Schultern vom Boden abheben. Erzwingen Sie nichts, sonst laufen Sie Gefahr, sich am Nacken zu verletzen.
Entspannen Sie sich beim Ausatmen.
Machen Sie diese Übung 10mal.

Für den unteren Bereich der Bauchmuskulatur

Legen Sie sich flach auf den Rücken, die Lendenwirbelsäule ist am Boden. Die Arme liegen dicht am Oberkörper auf dem Boden, die Beine sind überkreuzt und an die Brust angezogen. Wenn die Stellung zu unbequem ist, können Sie ein kleines Kissen unter die Nierengegend legen.
Beim Einatmen ziehen Sie die Knie zum Kinn und heben dabei das Gesäß leicht vom Boden ab. Auch hier ist es zwecklos und gefährlich, die Bewegung mit Gewalt zu erzwingen.
Entspannen Sie sich beim Ausatmen.
Machen Sie diese Übung 10mal.

Für die seitliche Bauchmuskulatur

Legen Sie sich flach auf den Rücken, winkeln Sie die Beine an, die Füße stehen möglichst nahe am Gesäß flach auf dem Boden, Ihre Lendenwirbelsäule berührt den Boden. Ihre linke Hand liegt hinter dem Nacken.
Heben Sie Ihre rechte Schulter beim Einatmen vom Boden ab und legen Sie den rechten Arm quer über den Körper, so als wollten Sie den Boden auf der linken Seite berühren.
Entspannen Sie sich beim Ausatmen.
Machen Sie diese Übung 10mal mit dem rechten Arm, dann 10mal mit dem linken Arm.

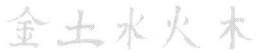

Der Trizeps (Oberarmmuskel) – für Frauen

Setzen Sie sich so auf den Boden, daß das rechte Bein angewinkelt ist und das linke Bein nach hinten ausgestreckt ist. Ihr rechtes Knie darf nicht über den Fuß hinausstehen. Stützen Sie sich mit der rechten Hand auf dem Gesäß ab.
Nehmen Sie eine Hantel (500 g oder 1 kg, je nach Kondition) in die linke Hand. Ihr linker Arm liegt ausgestreckt an Ihrem Oberkörper an, die Handfläche zeigt zum Körper. Winkeln Sie dann den Arm vorne so weit wie möglich an.
Strecken Sie den linken Arm beim Einatmen nach hinten aus, bis er ganz durchgestreckt ist. Blockieren Sie den Ellenbogen nicht im Gelenk.
Winkeln Sie den Arm beim Ausatmen wieder an. Während der ganzen Übung bleibt der Rücken stets gerade und der Kopf befindet sich in der Verlängerung der Wirbelsäule.
Machen Sie die Übung 15mal und wechseln Sie dann zur anderen Seite. Machen Sie dann die 15 Beugeübungen mit dem rechten Arm.
Wenn Sie keine Hanteln haben, so ist eine Wasserflasche (0,5 Liter) ein perfekter Ersatz für eine 500-g-Hantel. Es ist zwecklos, das Gewicht zu erhöhen, um die Übung wirkungsvoller zu gestalten. Sie riskieren lediglich eine Sehnenverletzung, besonders am Handgelenk.
Selbstverständlich dürfen Sie aufgrund dieser eher westlichen Übungen nicht die Methode, die Sie in Teil II des Buches erlernt haben, vergessen oder vernachlässigen.

Bitte nicht vergessen!

Sorgen Sie weiterhin dafür, daß Sie Ihre Mitte mit taoistischen Übungen freimachen, kämpfen Sie gegen Automatismen an, bauen Sie Streß mit Entspannungsübungen ab, mit Körperübungen, mit Meditation, mit Massage und anderen fernöstlichen Techniken – sie können nur Wirkung zeigen, wenn sie regelmäßig wiederholt werden.
Kauen Sie Ihr Essen gut, und achten Sie immer auf die richtige Zusammenstellung.
Werden Sie nicht schwach, bleiben Sie unablässig auf dem einmal gesteckten Weg.
Gestalten Sie weiterhin Ihre Menüs abwechslungsreich und kaufen Sie mit Phantasie ein.
Denken Sie weiterhin daran, was Sie essen und wie Sie es essen. Und glauben Sie nicht, es wäre einfach, zu einer Ernährung zurückzukehren, bei der Sie wieder – fast – alles essen können. Stellen Sie sich weiterhin 1mal wöchentlich zur Gewichtskontrolle auf die Waage. Trinken Sie reichlich Wasser. Und behalten Sie weiterhin die Kontrolle über Ihre plötzlichen Gelüste – Sie haben gelernt, damit umzugehen. Planen Sie auch weiterhin voraus, damit Ihnen die Zutaten niemals ausgehen (der Trick: Planen Sie am Sonntag alle Mahlzeiten der Woche).
Bei der neuen Lebensweise gibt es einige »Vorschriften«, an die Sie sich halten sollten.

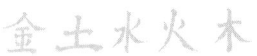

Ein Wundermittel: Der Afghanengang

Der Afghanengang ist eine Schrittechnik, die Figur, Energie und Geist positiv beeinflußt. Der Name stammt von einem Mann, der diese Technik im Westen eingeführt hat, Edouard G. Stiegler[1]. Aber es handelt sich um eine viele Jahrtausende alte Technik, die von den afghanischen Nomaden benutzt wird, die mit den Karawanen durch die Wüste ziehen. Der Afghanengang wurde direkt von den traditionellen rhythmischen Atemübungen der Masda-Religion[2] abgeleitet. Mit dieser Schrittechnik kann auch über große Entfernungen das Tempo durchgehalten werden, und das sogar auf großer Höhe (die Straßen in Afghanistan verlaufen oft in über 2000 m Höhe).

Die Anhänger dieser Methode bestätigen, daß sie das Allgemeinbefinden sowohl körperlich als auch geistig verbessert und v.a. zu mehr Vitalität und einem erholsameren Schlaf führt, kurzum zu einer echten Regeneration des gesamten Menschen.

Grundübung (3-1-3-1)
- auf 3 Schritte (durch die Nase) einatmen
- den Atem 1 Schritt lang anhalten
- auf 3 Schritte ausatmen
- die Lungen bleiben 1 Schritt lang leer

Man beginnt wieder von vorne.

Nach einigen Trainingseinheiten über kurze Entfernungen (200 m), um sich mit der Technik vertraut zu machen, kann man diesen Atemrhythmus einen langen Spaziergang über einhalten.

Anfangs werden Sie sich auf den Rhythmus konzentrieren und Ihre Schritte zählen müssen, nach einer Weile wird Ihre Atmung sich automatisch ihren Schritten anpassen.

Wenn die Lernphase abgeschlossen ist, kann das eigentliche Training beginnen (genau wie bei den taoistischen Übungen für die inneren Organe oder beim Tai-chi-chuan).

Sie können auf jedem Weg Ihrer Wahl üben, wobei Sie anfangs allerdings weichen Untergrund oder unwegsames Gelände vermeiden sollten, weil Sie dort schlechter gehen können.

---

[1] Autor des Buches *Régénération par la marche afghane* (Regeneration mit dem Afghanengang), erschienen im Verlag Ed. De la Maisnie.

[2] Die Masda-Religion (der Name kommt vom zentralen Gott dieses Glaubens, Ahura Masda), wird auch Zoroastrismus genannt (nach dem Namen des Gründers, der bei uns unter dem Namen Zarathustra bekannt ist – und vor allem durch Nietzsches Buch *Also sprach Zarathustra* bekannt wurde), und ist eine Religion, die im 6. Jahrhundert v. Chr. in Persien entstand. Sie wurde vom Islam verdrängt, hat aber noch eine kleine Anhängerschaft in Persien. Auch die Parsen in Indien zählen dazu.

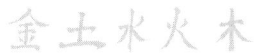

Beginnen Sie die Folge mit dem linken Fuß und gehen Sie 500 m. Das dürfte ca. 6 Minuten dauern. Machen Sie das eine Woche lang jeden Tag.

Nach einer Woche können Sie die Strecke langsam verlängern, bis Sie nach 10 Tagen bei etwa 1500 m angelangt sind. Dann werden Sie für Ihren täglichen Afghanengang ca. 18 Minuten brauchen.

Später können Sie selber bestimmen, wie lange das Training dauern soll, wenn Sie möchten, bis zu 30 Minuten.

Achten Sie darauf, daß Sie immer mit Leichtigkeit atmen, nichts erzwingen und immer die richtige Haltung haben, d.h. den Rücken gerade, aber nicht steif, und die Schultern entspannt.

Der Afghanengang ist eine völlig ungefährliche Übung, vorausgesetzt man achtet auf die Signale seines Körpers.

Wenn Sie in keiner guten körperlichen Verfassung sind, so sollten Sie zumindest am Anfang darauf achten, daß Sie zu große Höhenunterschiede vermeiden und das Tempo beim geringsten Anzeichen von Atemlosigkeit verlangsamen.

Später können Sie sich dann an die Technikvariante für Steigungen heranwagen.

Atmung auf 3-3
- auf 3 Schritte (durch die Nase) einatmen
- dann sofort auf 3 Schritte ausatmen, ohne vorherige Pause mit vollen Lungen

Wieder von vorne beginnen, ohne vorherige Pause mit leeren Lungen.

Atmung auf 2-2 für steilere Anstiege
- auf 2 Schritte (durch die Nase) einatmen
- dann sofort auf 2 Schritte ausatmen, ohne vorherige Pause mit vollen Lungen

Wieder von vorne beginnen, ohne vorherige Pause mit leeren Lungen.

Diese Varianten schonen das Herz. Mit der Zeit werden Sie den Rhythmus instinktiv – je nach Steilheit des Geländes oder Ihrer Tagesform – wechseln, genauso wie Sie beim Autofahren automatisch in die verschiedenen Gänge schalten.

Wenn Sie gut trainiert sind, könnten Sie auch einmal den tieferen Rhythmus versuchen, den die afghanischen Kamelführer bei sehr langen Entfernungen praktizieren, wenn sie mit den Karawanen ziehen. Für die Übung brauchen Sie eine Strecke von 3 km.

Atmung auf 4-6
- auf 4 Schritte (durch die Nase) einatmen
- dann sofort auf 6 Schritte ausatmen, ohne vorherige Pause mit vollen Lungen

Wieder von vorne beginnen, ohne vorherige Pause mit leeren Lungen.

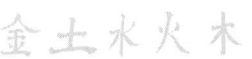

Mit diesem Rhythmus reichert man die Lungen stärker mit Sauerstoff an und erhöht damit das Atemvolumen. Vorsicht: Da diese Technik intensiver ist, darf sie weder bei Steigungen noch bei Höhen über 2500 m angewendet werden. Wenn Ihnen diese Übung zu schwer ist, können Sie es mit einem $^4/_4$-Rhythmus versuchen; wenn Sie damit auch nicht zurechtkommen, sollten Sie sich nicht auf die Übung versteifen. Starten Sie einen neuen Versuch, wenn Sie besser trainiert sind.

Es gibt auch andere Abwandlungen des Afghanengangs, die allerdings eher therapeutische Ziele verfolgen und das Atemvolumen erhöhen oder sogar Depressionen vertreiben sollen.

Bei all diesen Übungen müssen Sie solange die Schritte mitzählen, bis die Atmung automatisch synchron läuft.

Wer regelmäßig den Afghanengang praktiziert, erhöht den Sauerstoffgehalt des Blutes und das Atemvolumen, regt die Blutzirkulation und den venösen Rückfluß an, verbessert den Herztonus und – was uns in erster Linie interessiert – regt den Grundumsatz an, was sich günstig auf den Fettabbau auswirkt.

Die Konzentration auf die Schritte und die gute Synchronisierung mit dem Atemrhythmus wirken sich positiv auf die innere Ruhe aus.

Wer den Nutzen des Afghanengangs noch verstärken und ihn für die körperliche und geistige Regeneration besonders intensiv nutzen möchte, kann die Übung noch mit einem Schlagwort oder kurzem Motto verbinden, das im Rhythmus der Schritte wie ein Mantra wiederholt wird. Wählen Sie das Motto entsprechend dem Ziel, das Sie erreichen wollen, oder dem Gefühl, das Sie verspüren möchten, z.B.: »Mut«, »Ru-he«, »Zu-frie-den-heit«.

Der Afghanengang fügt sich harmonisch in Ihr Programm für die innere und (sportlichere) äußere Arbeit ein. Diese Übung kann man in jedem Alter erlernen und jeder kann sie sich leisten, weil man dazu überhaupt keine Ausrüstung benötigt. Der Afghanengang kann überall geübt werden, in den Gängen der U-Bahn ebenso wie in einem Wald oder an einem Strand. Natürlich kann man sich in einer sauberen und natürlichen Umgebung besser erholen und entspannen. Üben Sie daher, wenn möglich, im Freien.

SICH DIE MODERNEN ANSPRÜCHE ZUNUTZE MACHEN

Der Stil

Das erste, was man an einer Person wahrnimmt, ist ihr allgemeines Erscheinungsbild, ihr Stil, ihre persönliche Note, d.h. der Gesamteindruck, der von Größe, Aussehen, Knochenbau und Körperform abhängt. Erst danach nimmt das neugierige oder indiskrete Auge Details wahr wie Haarfarbe, Haarschnitt, Augen, Schnitt und Stil der Kleidung.

Das Erscheinungsbild eines zu dicken Menschen, der unter zu weiter Kleidung verborgen ist – einer Versuchung, der man kaum widersteht, wenn man zunimmt –, hat nur wenig gemein mit dem ersten Eindruck von einem Menschen, der keine Pfunde zu kaschieren hat. Man muß zugeben, daß Übergewicht wesentlich weniger Auswahlmöglichkeiten bei der Kleidung zuläßt. Man wird sich z.B. eher für dunkle Farben entscheiden, die optisch schlanker machen, für weich fließende Schnitte, die die Speckpolster verstecken, für flache Absätze, damit die Füße nicht weh tun.

Ein dickes Gesicht läßt bei weitem nicht jeden Haarschnitt zu. Aus all diesen Gründen mangelt es zu dicken Personen oft an Stil, oder sie müssen einen äußerst klassischen Look tragen.

Der Stil einer Frau – für Männer gilt das nur in geringerem Maße – ist das gewisse Etwas, was ein Kleidungsstück zum Leben erweckt und ihm Eleganz verleiht. Es handelt sich um ein geheimnisvolles Etwas, was die Kleidung mit dem bekleideten Körper verbindet. Was genau dafür verantwortlich ist, daß eine Person Stil hat und eine andere nicht, ist nicht greifbar. Allerdings hat es immer etwas mit der Körperform zu tun. Eine Frau muß nicht unbedingt 1,75 m groß sein, um Stil zu haben. Ist man aber zu füllig, so ist das mit Stil meistens unvereinbar. Umgekehrt wird eine schlanke Frau in jedem Alter vieles tragen können (wie Coco Chanel oder die Gräfin von Windsor, die übrigens beide nicht besonders groß waren).

Gesellschaftliche und berufliche Konventionen verlangen einen gewissen Stil und eine schlanke Körperform. Jede/jeder von uns müßte idealerweise über eine entsprechende Garderobe für die verschiedenen Aktivitäten verfügen (Arbeit, Freizeit, Sport, Ausgehen). Und die sieht nur bei einer Standard-Körperform gut aus, egal über wieviel Geld man verfügt, denn auch der beste Schnitt kann eine unschöne Körperform nicht verdecken.

Schlank sein bedeutet, daß man sich anziehen kann wie man mag und nicht gezwungen ist, die Kleidung zu wählen, in die man sich gerade noch hineinquetschen kann. Eine Frau wird übrigens häufig der Meinung sein, daß sie ein paar Pfunde abnehmen muß, wenn sie

dieses oder jenes Kleidungsstück nicht mehr tragen kann oder eine bestimmte Art von Kleidung (z.B. Bikini, enganliegende Jeans, ärmellose Korsagen).
Der Verzicht auf eine bestimmte Art von Kleidungsstücken gleicht in ihren Augen dem Verzicht auf einen Teil ihrer Weiblichkeit, denn feminin sein, hat auch mit dem äußeren Erscheinungsbild zu tun.
Deshalb können die mit dem Stil zusammenhängenden Ansprüche auch hilfreich sein, wenn es ums Abnehmen oder um Gewichtskontrolle geht. Die Tatsache, daß man endlich wieder die Kleidung tragen kann, die man mag, entschädigt für viele Entbehrungen, die man sich im Rahmen der Schlankheitskur auferlegt hat. Das ist ein klassisches Beispiel für eine Ersatzhandlung.
Umgekehrt empfindet es eine Frau als harte Entbehrung, wenn sie sich nicht so anziehen kann, wie sie es gerne hätte; das Gefühl steigert sich fast ins Unerträgliche, wenn dazu noch anderer ernährungsbedingter Verzicht kommt. Genau das passiert vor allen Dingen bei Frauen, die ständig darauf achten, was sie essen, und die deshalb den unangenehmen Eindruck haben, sie wären ständig auf Diät, obwohl sie es in Wirklichkeit aber gar nicht sind … und die deshalb auch nicht abnehmen.

Die Mode

Schon immer war die weibliche Figur ein williger Sklave der Mode und hatte sich zwischen schlanker Silhouette und fülligem Fleisch hin und her bewegt. Griechisch-römische Statuen enthüllten grazile Nymphen, Abbildungen aus dem Mittelalter zeigten zierliche Silhouetten; dann kam Rubens mit seinen zellulitegeplagten Engeln, die das Zeitalter des Korsetts einläuteten und mit ihm die Zeiten, in denen Schlankheit verpönt war und gleichbedeutend mit Häßlichkeit. Im 16. Jahrhundert verhöhnte man Diane de Poitiers, weil sie Gemüse und einfache, leichte Gerichte aß und im lebhaften und belebenden Wasser des Cher badete, der an ihrem Schloß in Anet vorbeifloß, um sich einen jugendlichen Körper zu erhalten.
Dieses Verhalten war offensichtlich unanständig. Erst mit der Französischen Revolution und der starken libertären Strömung, die sie mit sich brachte, erschien wieder ein jugendlicheres, grazileres Frauenideal, zusammen mit einer stark von der griechischen Antike beeinflußten Mode. Das bürgerliche und puritanische 19. Jahrhundert verlieh der weiblichen Silhouette dann wieder großzügigere Proportionen – was für die Ehemänner sicherlich beruhigender war.
Jahrhundertelang konnten sich die Frauen mit einigen wenigen Ausnahmen lediglich an mütterlichen Formen orientieren, denn auch diejenigen, die dem Maler oder Bildhauer ihre Reize enthüllten, hatten fülligere Formen.
Der Erste Weltkrieg brachte u.a. eine nicht mehr rückgängig zu machende Emanzipation der Frauen. Viele Europäerinnen erhielten 1918 das Wahlrecht (in Frankreich erst nach

dem Zweiten Weltkrieg). Auch der weiblichen Figur wurden neue Rechte zugestanden. Der Modeschöpfer Paul Poiret befreite die Frauen aus dem eisernen Gefängnis des Korsetts, das ihre Taillen über ein Jahrhundert lang gefangenhielt, und Gabrielle Chanel erfand Sportswear und bequeme Kleidung. Frauen begannen Hosen zu tragen, schnitten sich die Haare kurz und rauchten: Die selbstbewußte, burschikose Frau war geboren.

Die Verführerin hatte nunmehr die Oberhand über den Muttertyp – das hatte es lange nicht mehr geben. Frauen durften wieder richtige Frauen sein und wurden nicht mehr einzig und allein in die zwei Archetypen Mutter oder Hure eingestuft. Der Mittelweg war auch zulässig. Die weiblichen Attribute mußten nicht mehr wie einst übertrieben betont werden.

Der Körper der Frau durfte nunmehr dem des Mannes ähnlich sehen und man bevorzugte fortan sogar eine männlich schlanke Silhouette. Sogar der Schnitt der Kleidung bemühte sich, die Rundungen der Brüste, der Taille und der Hüften unsichtbar zu machen. Damit verbunden war die bis dahin verpönte Schlankheit, die sich mit Gewalt wieder ihren einstigen Platz eroberte – man denke dagegen daran, mit welcher Hingabe und Bewunderung Romanautoren des 19. Jahrhunderts die »üppigen« Busen und »fleischigen« Arme ihrer Heldinnen beschrieben. Nun machten Frauen Sport, bewegten sich, lebten freizügiger, die Frau war »Herr« ihres Körpers geworden.

Nach einer Trendwende v.a. in den 50er Jahren und dem Siegeszug von extrem vollbusigen Figuren wie der amerikanischen Schauspielerin Jayne Mansfield oder der Schwedin Anita Ekberg, dem Star des Films *La Dolce Vita*, wehte in den 60er und 70er Jahren erneut der Wind der Freiheit. 1965 erhielten Französinnen endlich das Recht, auch ohne Einwilligung ihrer Eltern oder ihres Ehemannes zu arbeiten. Die Engländerin Mary Quant erfand den Minirock und die Seidenstrümpfe. Das superschlanke Mannequin Twiggy beherrschte die Mode. Dann überschwemmte die Hippiewelle Europa und brachte die Blue Jeans für Mann und Frau; außerdem wurde die Hose allgemein salonfähig. Gleichzeitig begann mit der Zulassung der Pille die sexuelle Freizügigkeit. Die Frauen ließen buchstäblich den BH fallen.

Wer aber in einer Jeans gut aussehen will, wer auf den Stränden nur mit einem Fähnchen bekleidet Furore machen möchte, wer gerne auf den BH verzichten würde (auch um von den freizügigeren Sitten zu profitieren), sollte besser die entsprechende Figur dazu haben!

Die Formel *Schönheit = Schlankheit = Jugend* gilt seitdem und regiert nun wohl oder übel die Mode und damit das Leben der Frauen.

Für die leicht rundlichen Mädchen von damals war das eine ziemliche Umstellung. Durch das Abnehmen zeigten sie auch ihren Willen, unabhängiger zu sein, als es ihre Mütter einst waren. Zum ersten Mal in der Geschichte sind es nicht mehr die Mädchen, die ihre Mütter nachahmen, sondern die Mütter, die es ihren Töchtern nachtun.

Seitdem hat ein gewisser Ausgleich stattgefunden. Die Modewelle des maskulin-femininen Looks in den 80er und 90er Jahren ist eher ein Modetrend als eine echte Modebewegung.

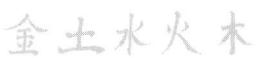

Heute können sich die Frauen mit einer Vielzahl von modischen Vorbildern identifizieren. Von üppigen Schönheiten wie Estelle Halliday oder dem jungen Mannequin Laetitia Casta bis hin zu androgynen, gertenschlanken Frauen wie Inès de La Fressange oder Stella Tennant: Man hat die Qual der Wahl. Längst sind die Zeiten vorbei, in denen nur eine einzige Körperform der Mode entsprach – Pech für die, die auch diesem breiten Angebot an Silhouetten nicht entsprechen.

Die Mode ist heute mehr denn je für schlanke Körper gemacht. Der Wunsch, mit der Mode zu gehen, ist in jeder Hinsicht ein starker Antrieb, um seine Figur zu verändern. Die Jeans, für die ich persönlich schlank werden wollte, ist auch heute noch ein Symbol, denn der Wunsch, eine Jeans tragen zu können, wird häufig angeführt, wenn man die Gründe für den Wunsch nach Gewichtsabnahme hinterfragt.

Wer unter den überflüssigen Pfunden zusammenbricht, muß auf jede Eitelkeit verzichten. Warum sollte man sich schöne Kleider leisten, wenn sie einem nie so gut stehen, wie man es gerne hätte? Warum sollte man sich frisieren und schminken, wenn das Endergebnis in jedem Falle enttäuschend ausfallen wird?

In diesem Fall kann die Mode helfen, abzunehmen und schlank zu bleiben.

Auch zeitgenössische Kunst spiegelt immer die ästhetischen Kriterien einer Zeit wider. Der Maler Giacometti reinigte den Körper so sehr, daß davon nur noch der Geist übrigblieb. Abstrakte Malerei zeigt den gleichen Ansatz, indem sie Farbe und Wesen gegenüber der Form bevorzugt.

Abnehmen ist ein ähnlicher Vorgang. In dem Maße, wie man schlanker wird, tauchen Persönlichkeit und wahres Gesicht – im eigentlichen Sinne des Wortes und im übertragenen Sinne – nach und nach aus dem Speckpanzer auf.

DIE FAMILIE ERZIEHEN

Die in diesem Buch dargestellten Grundsätze sind weit mehr als nur eine Diät, die Ihnen helfen soll, kurz vor dem Sommer noch schnell ein paar Pfunde loszuwerden. Es handelt sich um eine Lebensphilosophie, die man auch an sein Umfeld weitergeben sollte. Gesund und vernünftig zu essen, ist gleichermaßen gut für Menschen ohne Gewichtsprobleme und für Kinder, die gerade im Wachstum begriffen sind. Wenn wir alle bereits von Kindheit an gute Ernährungsgewohnheiten angenommen hätten, dann gäbe es wohl kaum Gewichtsprobleme und dieses Buch wäre gegenstandslos. In China, wo die Grundregeln einer gesunden Ernährung ab dem frühesten Kindesalter gelehrt werden, sind Gewichtsprobleme wesentlich seltener.

Ernährungslehre für Kinder

Den Kindern in Sachen Ernährungslehre ein gutes Rüstzeug mit an die Hand zu geben, ist Teil der elterlichen Aufgaben.

Fangen wir mit den Babys an. Bei Säuglingen geht es einfach darum, ihnen die Nahrung zu geben, die ihren körperlichen Bedürfnissen angepaßt ist. Achten Sie darauf, daß sie nicht zuviel Proteine bekommen. Die Säuglingsnahrung muß sich so nah wie möglich an der Muttermilch orientieren, die zu 50 Prozent aus Lipiden besteht und ziemlich süß ist. Säuglinge brauchen diese Fette und Zuckerstoffe für die Entwicklung des Gehirns.

Erst ab dem 6. Monat wird die Säuglingsnahrung etwas abwechslungsreicher gestaltet, aber immer der Entwicklung des Kindes angepaßt. Jedes Kind ist anders. Das Abstillen sollte natürlich und Schritt für Schritt erfolgen.

Später müssen Sie Ihren Erziehungsaufgaben bezüglich der Ernährung nachkommen. Eine wachsende Anzahl an Kindern leidet unter Übergewicht, was eindeutig ein Zivilisationsproblem ist. Ein Kind, das den ganzen Tag lang Chips, Schokolade und Kekse futtert und dazu Limonade trinkt, hat die besten Chancen, einmal zu dick zu werden.

Es ist unsere Aufgabe, unseren Kindern beizubringen, gesunde Nahrungsmittel und einen natürlichen und einfachen Geschmack zu mögen. Heute können viele Eltern nicht zu Hause sein, wenn die Kinder aus der Schule zurückkommen, aber das ist noch lange kein Grund, zuzulassen, daß sie irgend etwas irgendwie in sich hineinstopfen. Ein Kind wird das essen, was ihm seine Eltern in den Kühlschrank gestellt haben oder was in den Küchenschränken zu finden ist …

Heute hat jeder von uns eine Ahnung davon, was Ernährungslehre ist. Und die jüngeren Generationen haben nicht mehr die Ausrede, daß sie unter den Entbehrungen des Krieges zu leiden hatten. Es gibt also keinen Grund, seine Familie mit Gewalt zu mästen.

Erziehung der Sinne

Auch die Erziehung des Geschmacksempfindens ist für die Entwicklung des Kindes von größter Bedeutung. Vergessen Sie nicht, daß die sensorische Erziehung bereits in den ersten Lebenstagen beginnt. Das Kind bekommt zwar nur Muttermilch oder adaptierte Säuglingsnahrung, aber sein Geschmackssinn erfaßt dennoch die kleinste Veränderung. Der Geruchssinn spielt eine wichtige Rolle für die Entwicklung des Geschmacks – mit verstopfter Nase kann man z.B. ein köstlich duftendes Steak nicht von einem Glas Wasser unterscheiden –, und der Geruchssinn des Kindes bildet sich in frühestem Alter auch durch die Düfte, die der elterlichen Küche entweichen.
Die Folge: Ein Kind, dessen Eltern kochen, wird wesentlich differenziertere Geschmacksorgane entwickeln, als ein Kind, dessen Erzeuger sich damit begnügen, Fertigmahlzeiten aufzuwärmen, oder sich ausschließlich von Nudeln ernähren. Die schlechte Ernährung wird auch die geistige Entwicklung des Kindes beeinflussen. Weil es nicht mit den Nährstoffen versorgt wird, die für die gute Entwicklung seines Gehirns erforderlich wären, kann es sich nicht ausreichend konzentrieren. Merkfähigkeit und analytisches Denken werden sich bei einem Kind langsamer entwickeln, das nicht genügend sensorische Reize erfahren konnte. Es könnte im Vergleich zu seinen Altersgenossen bis zu einem Jahr in seiner geistigen Entwicklung zurückliegen.
Sie müssen deshalb unbedingt den Geschmack Ihres Kindes erziehen, indem Sie Ihre Ernährung und die des Kindes abwechslungsreich gestalten.
Behaupten Sie bitte nicht, daß Sie dann nur für sich selber kochen würden, das sind falsche Ausreden. Die Mütter, die verkünden: »Meine Kinder essen nur Nudeln und Pommes!«, machen sich selber etwas vor. Ein Kind, dem man eine abwechslungsreiche Ernährung anbietet, wird sehr schnell einen feineren Geschmack ausbilden und die meisten Nahrungsmittel auch mögen.

Grundsätze, die den Kindern nicht vermittelt werden sollten

Schon Babys sollten lernen, daß nicht jede Unzufriedenheit durch Essen behoben wird. Erwachsene sollten einem Baby nicht automatisch die Flasche geben, wenn es schreit. Bemühen Sie sich herauszufinden, was es wirklich will, anstatt ein für allemal festzulegen, daß ein Baby nur aus Hunger weinen kann. Denken Sie an die verheerenden Folgen die-

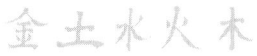

ser Einstellung für die Psyche Ihres Kindes. Weil es bereits von frühester Kindheit an daran gewöhnt ist, daß jedes Kümmernis mit Nahrungszufuhr beruhigt wird, wird es vermutlich auch im Erwachsenenalter unbewußt so handeln. Lernen Sie, auf das Hungergefühl Ihres Kindes genauso zu achten wie auf Ihr eigenes.

Sie sollten dem Kind auch nicht später die für einen Erwachsenen bemessenen Portionen auf den Teller legen und erwarten, daß es seinen Teller in jedem Fall leer ißt. Im Restaurant bestellen Sie am besten eine Kinderportion oder eine normale Portion für zwei Kinder. Ändern Sie die Bestellung für Ihre Kinder genauso ab, wie Sie das auch bei Ihrer Bestellung machen, d.h. grünes Gemüse als Beilage anstelle von Kartoffelpüree oder der ewigen Pommes.

Überreden Sie Ihr Kind nicht zum Essen mit dem Argument, es solle Ihnen eine Freude machen. Respektieren Sie seinen Appetit und verzichten Sie auf erpresserische Methoden nach dem Motto: »ein Löffel für Mama, ein Löffel für Papa«, die für die Zukunft des Kindes sehr schädlich sind, weil es versuchen wird, sich immer so zu verhalten wie andere es gerne sehen. Ein Verhalten, das das Kind vermutlich sein ganzes Leben lang auch im Erwachsenenalter verfolgen wird.

Machen Sie ein für allemal Schluß mit dem Irrglauben, ein »schönes« Baby ist ein »rundes« Baby, mit Pausbacken und Speckpolstern – es gibt sogar Ärzte, die heute noch so denken! Sie brauchen Ihr Baby nicht zu mästen, damit es schöne Wangen bekommt – Sie würden ihm lediglich ein schlechtes Ernährungsverhalten anerziehen und den Keim zum Übergewicht legen.

Ein Kind, das um sich herum immer nur Übergewichtige gesehen hat, wird höchstwahrscheinlich selber dick werden, weil es sich ganz unbewußt seiner Familie besser anpassen will, um auch dazuzugehören. Und genau hier stoßen wir wieder auf den Begriff »Club der Dicken«.

Lassen Sie Ihre Kinder in einem Umfeld mit gesunder Ernährung aufwachsen.

Geben Sie Ihren Kindern aber auch nicht Ihre eigenen Ängste in Sachen Ernährung weiter. Es ist für ein Kind sehr schädlich, wenn es in einer Umgebung aufwächst, in der ständig von Diät, Kalorien, Abnehmen und Zellulite die Rede ist!

Wir dürfen unsere Kinder auch nicht dazu anstiften, das zu essen, was wir uns selber versagen – unsere Kinder sollten nicht gewissermaßen in unserem Auftrag essen, nur damit wir daraus eine gewisse perverse Freude gewinnen können. Streichen Sie aus Ihrem Vokabular Sätze wie »greif zu, solange du kannst« oder »du kannst dir das doch leisten«, die in den Ohren des Kindes wie eine Verpflichtung klingen, sich für einen Dritten vollschlagen zu müssen.

Bringen Sie Ihren Kindern statt dessen eine gute Lebensweise bei! Sitzen Sie möglichst nicht ständig zu Hause herum, sondern gehen Sie gemeinsam mit der Familie sportlichen Aktivitäten nach; machen Sie mit Spielen verbundene Ausflüge (Waldspaziergänge, Unternehmungen mit dem Fahrrad, spielen Sie Fußball oder nehmen Sie einen Luftballon mit, gehen Sie im Sommer zum Baden, etc.). Sorgen Sie dafür, daß vor dem Fernseher nicht gegessen wird und es zwischen den Mahlzeiten nur ein wenig Obst und Gemüse gibt, und das gilt natürlich auch für Sie selbst!

Sie müssen Ihre Kinder deshalb nicht völlig von Ihren Altersgenossen abschotten, aber sorgen Sie dafür, daß die Ausflüge ins Fast-food-Land weder zur Gewohnheit noch zur Belohnung werden, was viel schlimmer ist. Ganz allgemein gilt, daß Essen nie eine Belohnung sein darf. Eine gute Note feiern Sie besser mit einem Kinobesuch.

Es ist oft schon schlimm genug, ein übergewichtiger Erwachsener zu sein, aber was soll man dann zu den armen »kleinen Dicken« sagen, die in allen Schulhöfen verspottet werden! Kinder sind grausam. Spott und Ausgrenzung, denen dicke Kinder zum Opfer fallen, können sie so sehr verletzen, daß der Schaden irreparabel ist. Oft identifizieren sie sich dann so mit ihrem Dicksein, daß sie sich unbewußt selber in der gewohnten Rolle gefangenhalten, d.h., sie bleiben weiterhin übergewichtig.

In diesem Zusammenhang möchte ich daran erinnern, daß ein Kind niemals ohne ärztlichen Rat auf Diät gesetzt werden darf, weil das seinem Wachstum schaden könnte. Das bedeutet nicht, daß man eventuelle Gewichtsprobleme des Kindes ignorieren sollte, ganz im Gegenteil. Überwachen Sie das Gewicht Ihres Kindes und notieren Sie regelmäßig, was die Waage anzeigt. Steigt das Gewicht anormal an, dann sollten Sie den Arzt zu Rate ziehen – u.a. auch, weil sich dahinter eine Krankheit verbergen könnte.

Hoffen Sie nicht darauf, daß die überflüssigen Pfunde eines Kindes irgendwann wie von Zauberhand von alleine verschwinden werden. Warum sollten sie, Ihre tun's ja auch nicht!

Bemühen Sie sich daher, Ihren Kindern schon von frühester Kindheit an die Grundlagen einer guten Ernährung und einer gesunden Lebensweise zu vermitteln. Sie werden dann ihre Ernährung später ohne Probleme im Griff haben und sich wahrscheinlich nicht mit Übergewicht herumplagen müssen.

Denken Sie stets daran, daß es immer leichter ist, von Anfang an richtig zu erziehen als später mit einer Umerziehung konfrontiert zu sein – dabei kämpft man nicht nur mit dem Gewicht, sondern auch gegen schlechte Gewohnheiten. Von daher ist es ganz entscheidend, daß man Kindern gute Grundlagen mit auf den Weg gibt.

SCHLUSSWORT

Ich hoffe, ich habe Ihnen mit diesem Buch die Mittel an die Hand gegeben, sich zu ändern, zu handeln und Erfolg damit zu haben. Die chinesische Philosophie greift oft auf das Bild der Verdauung zurück: Man nimmt Dinge auf, wählt aus, übernimmt die einen und verwirft die anderen. Nun liegt es an Ihnen, die Informationen zu »verdauen«, die ich Ihnen vermittelt habe.

Ein chinesisches Sprichwort lautet:
»Ein Meister wird erst dann zum Sieger, wenn sein Schüler gesiegt hat.«
Das erhoffe ich mir für Sie und für mich.

Denken Sie immer wieder daran, mit etwas Durchhaltevermögen kann jeder schlank werden und schlank bleiben, vorausgesetzt, man will es tatsächlich. Im Gegensatz zu unserer Körpergröße können wir unseren Umfang durchaus beeinflussen. Es ist unsere Aufgabe, ein Leben lang daran zu arbeiten.

LITERATURVERZEICHNIS

APFELDORFER, Gérard, *Anorexie, boulimie et obésité,* Flammarion, 1995
CHANG, Dr. Stephen T., *Le Livre des exercices internes,* Stuyvesant Publishing Co, 1984
CHEN, Dr. You-wa, *La Diététique du yin et du yang,* Robert Laffont, 1995
FAUBERT, André, *Traité didactique d'acupuncture traditionnelle,* Guy Trédaniel, 1977
   Le Sceau du destin, Guy Trédaniel, 1988
FAUBERT, Gabriel, et CREPON, Pierre, *La Chronobiologie chinoise,* Albin Michel, 1983
HÖTING, Hans, *Les Bao-ding,* Binkey Kok, 1993
INGHAM, Eunice D., *Ce que les pieds ont raconté grâce à la réflexologie,* Guy Saint-Jean
   Editeur, Inc. 1968
JINGFENG, Cai, *La Diétothérapie chinoise,* Editions en langues étrangères, Beijing, 1989
KURTZ, Ron, et PRESTERA, Hector, *Ce que le corps révèle,* Le Hameau, 1983
LAVÉDRINE, Anne, et ROUSSELET-BLANC, Josette, Les *Aliments mythiques qui font les
   centenaires,* Michel Lafon, 1997
PASINI, Willy, *Nourriture et amour,* Payot, 1994
SAURY, Alain, *Manuel diététique des fruits et légumes,* Dangles, 1979
STIEGLER, Edouard G., *Régénération par la marche afghane,* Guy Trédaniel, Ed. de la
   Maisnie, 1981
TAWM, Kim, *Les Exercices secrets des moines taoïstes,* Guy Trédaniel, Ed. de la Maisnie,
   1979
WESPIN, Dominique du, *Les Pratiques chinoises de santé,* Marabout, 1980

REZEPTVERZEICHNIS